# 河海鲜
## 速查手册

甘智荣 ◎主编

黑龙江科学技术出版社
HEILONGJIANG SCIENCE AND TECHNOLOGY PRESS

图书在版编目（CIP）数据

河海鲜速查手册 / 甘智荣主编 . -- 哈尔滨：黑龙
江科学技术出版社，2018.6
（厨事速查）
ISBN 978-7-5388-9655-8

Ⅰ．①河… Ⅱ．①甘… Ⅲ．①水产品－食品营养－手
册 Ⅳ．① R151.3-62

中国版本图书馆 CIP 数据核字 (2018) 第 062316 号

# 河 海 鲜 速 查 手 册

HE HAIXIAN SUCHA SHOUCE

| | |
|---|---|
| 作　　者 | 甘智荣 |
| 项目总监 | 薛方闻 |
| 责任编辑 | 回　博 |
| 策　　划 | 深圳市金版文化发展股份有限公司 |
| 封面设计 | 深圳市金版文化发展股份有限公司 |
| 出　　版 | 黑龙江科学技术出版社 |
| | 地址：哈尔滨市南岗区公安街 70-2 号　邮编：150007 |
| | 电话：（0451）53642106　传真：（0451）53642143 |
| | 网址：www.lkcbs.cn |
| 发　　行 | 全国新华书店 |
| 印　　刷 | 深圳市雅佳图印刷有限公司 |
| 开　　本 | 685 mm × 920 mm　1/16 |
| 印　　张 | 13 |
| 字　　数 | 180 千字 |
| 版　　次 | 2018 年 6 月第 1 版 |
| 印　　次 | 2018 年 6 月第 1 次印刷 |
| 书　　号 | ISBN 978-7-5388-9655-8 |
| 定　　价 | 39.80 元 |

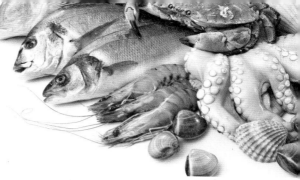

# Contents

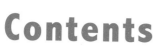

## PART ❶ 如何健康吃河鲜、海鲜

## PART ❷ 淡水鱼类

# PART ❸ 海水鱼类

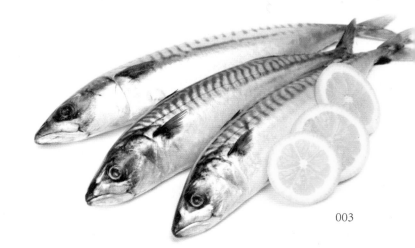

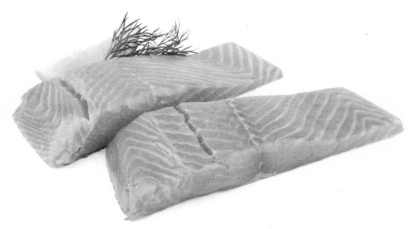

## PART ❺ 其他水产

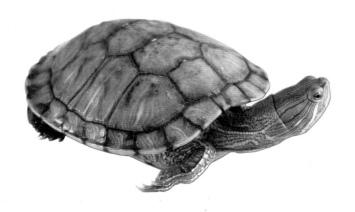

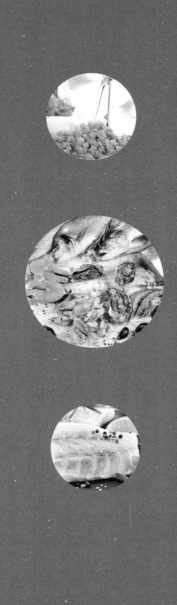

# PART 1

## 如何健康吃河鲜、海鲜

河鲜、海鲜统称水产。

自古以来，人类就通过捕食水产品来作为食物的补充，

如今，它们已成为人们日常生活中不可缺少的一部分。

# 河鲜、海鲜营养大盘点

　　河鲜、海鲜包括鱼类、甲壳类、藻类等水生经济动植物，如鱼、虾、蟹、蛤蜊、海参、海蜇、海带等，它们是蛋白质、脂肪、矿物质和维生素的良好来源，为营养价值较高的优质食品，属于人类日常生活中较常见的副食品。

## 1.维生素

　　河鲜、海鲜含有丰富的维生素A、维生素D、维生素E、维生素$B_1$、维生素$B_2$、维生素$B_{12}$，尤其是脂溶性维生素A和维生素D含量极高。鳝鱼、河蟹、海蟹等水产品的维生素$B_2$含量特别高。鱼肉中还含有一定量的烟酸和维生素$B_1$等。

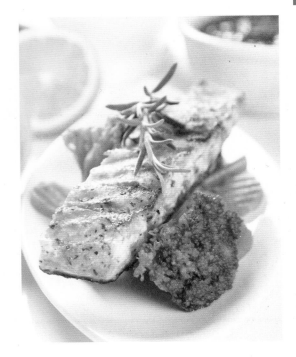

## 2.矿物质

　　河鲜、海鲜中矿物质的含量稍高于肉类，为1%～2%。特别富含碘，海产鱼类碘含量约50～100微克/100克，而一般淡水鱼为5～40微克/100克。

## 3.蛋白质

　　河鲜、海鲜的肌肉中蛋白质含量在15%~20%，干品肌肉中蛋白质含量高达80%~90%。

# 水产品烹调小窍门

水产品的的食用方法很多，既可蒸、煮、烩、烧、烤、炸，也可以做成各种造型和花色的菜肴。在制作的过程中掌握一些烹调的小窍门，能使菜品更鲜美。

## 1.煎鱼的小窍门

放油煎鱼之前，先用生姜在锅底抹上一层姜汁，倒油加热后再煎鱼，就能保持鱼体完整；在煎之前挂蛋糊，也能煎出完整、金黄的鱼。

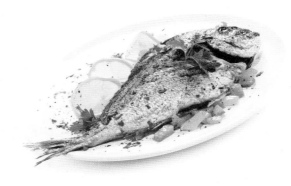

## 2.炖鱼的小窍门

炖鱼时，加入一些啤酒，可以使鱼的脂肪分解，产生酯化反应，使鱼味更加鲜美。炖鱼时最好使用砂锅或者陶瓷锅，不要用铁锅，因为铁锅容易导致鱼肉出现腥味；不要用铝锅，因为容易产生有毒物质。

## 3.蒸鱼的小窍门

将水煮沸后再蒸鱼，这样鱼的外部组织会凝缩，可保留鱼内部的鲜汁，使鱼肉更鲜美。蒸鱼用大火，蒸的时间不要过长，可使鱼肉更鲜嫩。

## 4.冻鱼解冻的小窍门

给冻鱼解冻时加一些牛奶，鱼的味道会更鲜美。解冻冻鱼时，在凉水中放少许盐，鱼肉中的蛋白遇盐会凝固，可防止鱼肉蛋白流失，同时还能加快化冻速度。

# 如何正确吃河鲜、海鲜

河鲜、海鲜不但味道鲜美，还含有丰富的营养成分。不过，近些年来，世界上多处水域都受到不同程度的污染，河鲜、海鲜自然受到"牵连"，若食用不当，会引起身体不适，甚至食物中毒。

## 1.最佳做法

高温加热：细菌大都怕高温，所以烹制海鲜时，一般用急火熘炒几分钟即可安全食用。螃蟹、贝类等有硬壳的，则必须加热彻底，一般需蒸、煮30分钟才可食用。

与醋、蒜同食：生蒜、食醋本身有着很好的杀菌作用，对于海产品中残留的一些有害细菌也有一定的杀除作用。

## 2.不当的烹食方式

生吃：生的水产品中往往含有细菌和毒素，生吃易造成食物中毒。另外，海鱼中含有较多的组氨酸，鲜食还极易导致过敏。

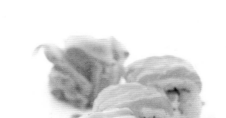

熏烤：熏烤的温度往往达不到水产杀菌的要求，而且只是将表面的细菌杀死，中心部分仍旧存在虫卵。

涮食：为求材料鲜嫩，火锅涮食时间极短。半生不熟的水产品中寄生的虫卵未被杀死，食用后被细菌等微生物感染的概率增高。

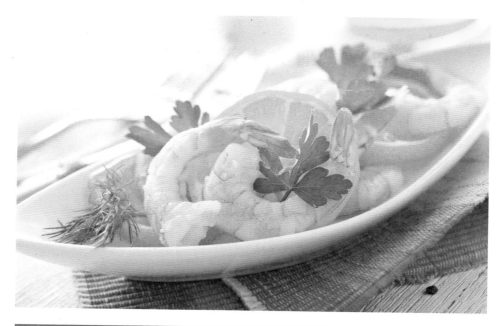

## 3.不能吃的河鲜、海鲜

死贝类：贝类本身带菌量比较高，一旦死去便大量繁殖细菌，产生毒素，同时贝类所含的不饱和脂肪酸也容易氧化酸败。

隔夜水产：隔夜水产品凉吃易得消化道疾病。有些朋友在烹制水产品时，前期没有有效地除去有害细菌，在烹饪加工过程中又进行一些不正确的操作，或者隔夜凉食，就容易出现过敏、腹胀、腹痛、呕吐、泄泻等现象。

## 4.慎食人群

关节炎患者忌多吃海鲜。海参、海鱼、海带、海菜等海产品中，含有较多的尿酸。尿酸被人体吸收后会在关节中形成尿酸结晶，使关节炎症状加重。

"三高"人群要慎食蟹、贝。螃蟹、贝类等水产品中胆固醇含量稍高，因此胆固醇和血脂偏高的人应该少吃或者不吃这类的海产品，还有一些患胃病、肠道疾病和对海产品过敏的人也要注意科学合理地进食。

# 准妈妈们的水产食用禁区

孕妇科学进食，是确保健康生产最重要的一环，孕妇的营养和胎儿的体质是有直接关系的。水产品营养丰富，是备孕与怀孕期营养膳食很好的选择。但是，仍有一些水产品不适宜备孕、怀孕时期的女性，那么哪些水产品要忌食呢？

## 1.咸鱼

咸鱼含有大量的二甲基亚硝酸盐，这种物质有一定的致癌性，如果孕妇食用，对身体健康不利。

## 2.罐装金枪鱼

金枪鱼因为含的汞少而没被列入孕妇禁食范围。但有部分专业人士认为，妇女们在怀孕期间吃大量罐装的金枪鱼也对胎儿不利。有些地区已经提出倡议，孕期妇女每星期吃金枪鱼肉的量不要超过198克。

## 3.螃蟹、甲鱼

中医认为，螃蟹的属性比较寒凉，而且它本身也具活血化瘀的作用，对胎儿不利，如果吃得太多，很容易造成流产。

甲鱼又称为鳖，鳖肉性寒味咸，有着较强的通血络、散瘀块的作用，因而有一定堕胎之弊，尤其是鳖甲，堕胎效果比鳖肉更强。

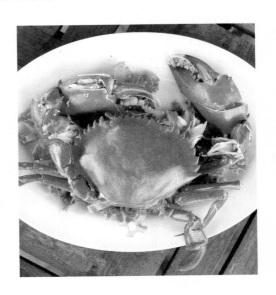

## 4.未煮熟的生蚝和田螺

贝类等水产由于形态构造奇特，容易藏污纳垢，尤其是没有煮的田螺或生蚝，里面的寄生虫和细菌会影响胎儿的发育。馋嘴的孕妇能克制就尽量克制，不能克制的就尽量少吃，多食对胎儿不好。对于免疫力弱的孕妇来说，应慎食海鲜。

## 5.养在稻田附近的鱼

农民种植水稻的时候，会施用一定量的农药，这些化学物质会污染水田，通过渗透进入水塘、鱼池，慢慢地潜入鱼体，蓄积起来。孕妇吃了这样的鱼之后，毒性物质很容易进入胎儿体内，导致胎儿中毒。

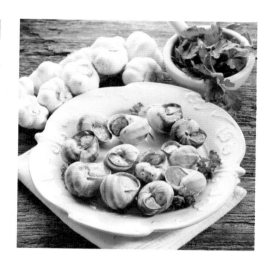

## 6.有腐败迹象的鱼类

鱼类出现腐败现象后，会分解形成大量的组胺，从而诱发强烈的变态反应，孕妇食用后不利于健康。因此，孕期妇女一定要避开这样的鱼类，不要有扔掉可惜的想法。

# 常吃鱼肉的三大理由

鱼类是河鲜、海鲜的"主力军"，是餐桌上最为常见的水产种类。它们营养丰富，对人体所起的作用也多种多样，不同鱼类的营养价值也不尽相同，但主要的益处可以归结为以下几种：

## 1.鱼肉易于消化

与禽、畜肉相比，鱼肉吃起来更觉软嫩，也更容易消化吸收。除此之外，鱼肉还具有高蛋白、低脂肪的特点，并且还含有大量的维生素、矿物质等营养物质，这些对人体的健康非常重要。小儿适量地多吃鱼肉，还能促进肌肉的快速生长。

## 2.常吃鱼能促进骨骼生长

研究发现，鱼肉中含有大量的矿物质，比如像锌、硒和碘等，这些都是小孩子骨骼、肌肉生长所需要的营养物质。

除此之外，鱼肉中还含有丰富的 $\omega-3$ 脂肪酸，比如像鲑鱼、鲭鱼等，$\omega-3$ 脂肪酸的含量丰富。这种物质对大脑的生长起着非常关键的作用，这是因为大脑超过60%的成分是由脂肪组成的，而 $\omega-3$ 脂肪酸占到了其中一半。

## 3.常吃鱼能提高诵读能力

孩子吃鱼的好处非常多。临床研究发现，缺陷多动障碍和诵读困难症跟 $\omega-3$ 脂肪酸的缺乏有着很大的关系。并且在最新的研究中，患有诵读困难的孩子补充 $\omega-3$ 脂肪酸后，其诵读功能有了明显提高，也就是说经常多吃鱼肉可防治孩子的多动障碍并提高其诵读能力。除此之外，平时多给孩子准备鱼肉，还可有效地预防儿童患上哮喘。

# 吃鱼必吃的4个部位

　　鱼是我们日常生活中营养丰富的美味食品之一，我们平时在餐桌上常常会见到它的身影，但是很多人吃鱼都是吃它的肉，其实鱼的不同部位营养价值也不同，下面我们就一起具体了解一下吧。

## 1.鱼肉

　　研究发现，鱼肉中富含多种维生素，如维生素A、维生素D和B族维生素等，还含酶类、矿物质（如钙、磷、钾、碘、锌、硒等）、不饱和脂肪酸及优质蛋白等营养成分，对青少年、儿童的生长发育有着重要的作用。

## 2.鱼脑

　　鱼脑中含有丰富的不饱和脂肪酸和磷脂类物质，这些物质有助于婴儿大脑的发育，并具有辅助治疗老年痴呆症的作用。

## 3.鱼眼

　　鱼眼中含有丰富的维生素$B_1$及二十二碳六烯酸（DHA）和二十碳五烯酸（EPA）等不饱和脂肪酸。这些营养物质可增强人的记忆力和思维能力，降低人体内胆固醇的含量。因此，经常用脑的人可常吃鱼眼。

## 4.鱼鳔

　　鱼鳔即鱼肚，是一种理想的高蛋白、低脂肪食品，含有丰富的大分子胶原蛋白。这种物质具有改善人体组织细胞营养状况、促进人体生长发育、延缓皮肤老化的功效。用鱼鳔制成的菜肴口感滑润、细腻。

# 错误吃鱼惹上疾病

俗话说"畜肉不如禽肉，禽肉不如鱼肉"。鱼因其美味和营养，历来是广受大众喜爱的食物。吃鱼的好处显而易见，但若食不得法，也会给人体健康造成危害，甚至惹上致命重疾。

## 1.生吃鱼片，易得肝吸虫病

很多人都喜欢生鱼片的鲜嫩美味，殊不知生吃鱼片对肝脏很不利，极易使人感染肝吸虫病，甚至诱发肝癌。

据专家介绍，肝吸虫病是以肝胆病变为主的一种寄生虫病，人因为吃生或半熟的含肝吸虫活囊蚴的淡水鱼虾和淡水螺类而被感染的概率极高。其临床症状以疲乏、上腹不适、消化不良、腹痛、腹泻、肝区隐痛、肝肿大、头晕等较为常见，严重感染者在晚期可造成肝硬变腹水，甚至死亡。

## 2.乱吃鱼胆，解毒不成反中毒

鱼胆是一味中药，中医常用它来治疗目赤胆痛、喉痹、恶疮等症。因此民间流传吃鱼胆可以清热解毒、明目止咳的说法，殊不知擅吃鱼胆极易引发中毒，甚至危及生命。

## 3.活杀现吃，残留毒素危害身体

一般人都认为吃鱼越新鲜越好，因此喜欢活杀现吃，认为这样能保留鱼的鲜美和营养。实际上，人工饲养的鱼类或野生的鱼类，体内都含有一定的有毒物质。活杀现吃，鱼体内的有毒物质往往来不及完全排除，鱼身上的寄生虫和细菌也没有完全死亡，这些残留毒素会对身体造成危害，而且其蛋白没有完全分解，营养成分不充分，口感也并非最好。

# 吃鱼小常识

有句俗话说，餐桌上"四条腿的不如两条腿的，两条腿的不如没腿的"。这里所说"没腿的"指的就是鱼类，它们集优质蛋白、低热量、低脂、低胆固醇于一身。那么，哪些鱼可以吃？野生的鱼比人工养殖的营养价值高吗？……对这些常识，你了解多少呢？

## 1.所有的鱼都被污染了吗

不能否认，不光是人类，鱼类的生存环境也不容乐观。内陆湖的淡水鱼因为邻近人类，遭受的人类生活污染及工业污染更为严重；相较于它们，生活在四大洋里的海鱼，似乎离污染很遥远。我们曾经肯定地说，海鱼比淡水鱼健康，但是，现在我们要重新审视这个判断了。历历在目的几次战争污染和石油污染让我们看到，比起诸如内陆一个造纸厂的废水排放之类，它们更能"祸国殃鱼"。海鱼，也未必健康。

但不是所有的淡水鱼都难逃污染的厄运，也不是所有海洋都被糟蹋殆尽。但为了我们和家人的健康，我们还是要牢记几点：

去口碑较好的大型超市或菜市场购买鱼类，可以提高买到健康鱼的概率。

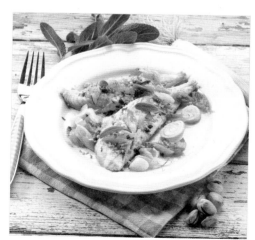

正规渠道进口的海鱼更值得信赖。因为欧盟法规明确规定，严格限制金属、汞、多氯联苯（PCB）等毒素的含量，只有符合其规定的海鱼才能够上市销售，包括出口。

另外，就像吃水果不得已削皮一样，我们自己也可以主动减轻污染的影响：鱼先去皮再烹饪。同时，不吃或者少吃鱼的肝脏。

无鳞鱼，比如鳝鱼、海鳗，更容易受到环境污染的影响，不宜多吃。因为鱼鳞的作用就像是一道水坝，能够拦截住水中的金属成分。

看到这里，有人怕吃鱼了，其实不必。根据美国心脏协会的调查研究，吃鱼类的好处还是远远多于它们带来的毒物威胁，只是敏感人群，比如孕妇、哺乳期的女性和儿童，需要多注意一些。

## 2.应该经常吃鱼吗

来自英国剑桥大学的医学博士对2.2万名中老年人的饮食习惯进行了研究。结果发现，超过8%的糖尿病病人有蛋白尿症状，而非糖尿病病人中有这个症状的不到1%。尿中出现蛋白质是肾病的早期表现。研究团队中的医疗专家阿德勒说，一旦情况恶化，将发展为更严重的肾脏疾病，甚至可能增加心脏病发作的概率。

研究进一步发现，在糖尿病病人中，吃鱼频率低于每周一次的，18%有蛋白尿；而频率高于每周一次的，有蛋白尿的比例降到4%。阿德勒说，这个结果表明，多吃鱼能预防因为糖尿病而导致的肾脏损害。这可能是因为鱼油改善了血脂状况，从而减少了肾病的发生，也有可能是鱼肉中的蛋白质、微量元素等对肾脏有保护作用。但值得提醒的是，清蒸鱼比煎炸的鱼对"糖友"更有益。

## 3.鱼比肉更容易消化吗

这里说的"肉"，是指猪肉、牛肉、羊肉等我们餐桌上常见的畜肉。鱼肉是否比这些肉更容易消化？

鱼肉与这些肉不同的是，鱼肉不含饱和脂肪酸，它含更多的水分和更少的脂肪，所以鱼肉的确更容易消化。尤其是不含$\omega-3$脂肪酸的鱼，如鳕鱼，它在我们胃中只停留2小时。含$\omega-3$脂肪酸的鱼，在我们胃里停留的时间与禽类和牛肉差不多，达3~4小时。

## 4.鱼丸算是鱼肉吗

具体来说，鱼丸是将鱼肉粉碎搅拌，用温水清洗数次，加工成一种无味道的白色产品。但是，市售的鱼丸中可不仅仅是鱼肉，各种添加的成分五花八门。

为了避免冷冻导致蛋白质变性，需要加入糖和其他化学产品；为了改善口感，须在里面加入鸡蛋白、植物油、淀粉、防腐剂、稳定剂、除味剂、香精（如螃蟹、虾、龙虾口味）、色素……可见市售鱼丸这种食品并不拥有鱼类的营养元素，它含有极少的蛋白质，却含有更多的糖和盐以及化学物质。因此营养学家认为，鱼丸不是鱼肉的一种。

## 5.鱼的热量就是低的吗

尽管鱼有很多种，形态、营养各不相同，但总体来讲，鱼类的热量和脂肪的确是各种动物肉类里相当低的一类。但，尽管"底子"好，也要看你对它的烹饪方式。

鱼最健康的吃法，是清蒸，这也是最能保留其原味的制作方式。教你一个窍门，清蒸鱼时，在鱼身底下垫两根葱段，既去腥，又形成循环受热，有利于鱼身均匀熟透，而且更加鲜美。

## 6.怎样吃鱼最环保

一个严峻的事实是，世界上3/4的鱼类资源已经枯竭或者濒临灭绝。多个海鱼种类面临绝种的威胁，比如金枪鱼、旗鱼，就连大厨们最爱的鳕鱼都受到绝种的威胁。现在自然保护协会已经号召限制食用鳕鱼。

对我们面前的一条鱼来说，能用尽其身，而不是仅仅只取鱼肉而食之，才能算得上是环保的吃法。

比如鱼头，淡水鱼鱼头适合与豆腐或萝卜丝一起做汤，海鱼鱼头则可以煎成诸如"煎三文鱼"一样的美味。鱼肚可用来自制鱼丸。哪怕是细小的鱼骨头，也是可以吃的：将它们烤干，然后油炸，便是很好的开胃菜和下酒菜了！

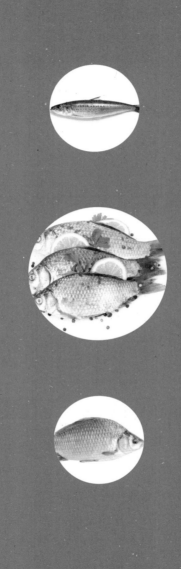

# PART 2

## 淡 水 鱼 类

淡水鱼类指生活在江河、湖泊、水塘中的鱼。

多数淡水鱼有特别的色彩和斑纹，

或者体色与周围环境很接近，

可隐蔽自己，或迷惑敌人及猎物，

以保护自己、便于猎食。

# 黑鱼

*Heiyu*

● 食用量 ●
每次80~100克

| 1月 | 2月 | 3月 | 4月 | 5月 | 6月 | 7月 | 8月 | 9月 | 10月 | 11月 | 12月 |
|---|---|---|---|---|---|---|---|---|---|---|---|

4~9月

『黑鱼简介』　黑鱼是淡水鱼，生性凶猛，能吃掉一些其他鱼类。黑鱼还能在陆地上做短距离滑行，迁移到其他水域寻找食物。

『营养成分』　含蛋白质，脂肪，钙、磷、铁及多种维生素。

热量
**356**
千焦/100克

『别名』
生鱼、乌鳢、乌鱼

『性味归经』
味甘，性平，归胃经

## 认识黑鱼

### 食 材 功 效

❶黑鱼肉可以催乳、补血。

❷有祛风治疳、补脾益气、利水消肿的功效。

### 适 合 人 群

一般人群均可食用，尤其适合产妇、风湿病患者、小儿疳病患者食用，但有疮者、过敏者忌食。

## 烹 饪 指 南

❶黑鱼肉常用来做鱼片。

❷如果将黑鱼拿来清蒸需要做如下处理：先用刀刮去肚鳍、尾钩，在鳃下部斜斩一刀，从背部顺刀而下，破开鱼头，再将鱼身反转，在尾部逆刀割至近鱼头处，使其骨肉分离，并且要将头尾端截断取出脊骨，之后将鱼肉横划刀，洗净后，即可准备烹饪。

❸黑鱼子有毒，不能吃。

### 实用小偏方

❶黑鱼与红糖炖服，可辅助治疗肾炎。

❷清蒸黑鱼食用，可催乳、补血。

❸黑鱼与葛菜、豆腐煮食，可缓解腰背酸痛。

❹黑鱼具有利水消肿、大补气血、补脾益胃、补心养阴的作用；冬瓜具有清热解毒、利水消炎的作用。黑鱼冬瓜汤可以除湿、补虚、利水消肿，有效缓解脚气瘙痒症状。

## 黑鱼的种类

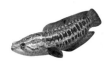

◎普通乌鳢

体圆长，口大牙利，性凶猛，有一身黝黑的形似蛇皮的图案，身上有黑白相间的花纹，头上有一对凸出、发光的小眼。

◎白甲乌鳢

体色白，身体呈棒形，头部扁平，头部鳞片较大，尾部鳞片细，是一种非常珍稀的优质鱼类，营养价值远远高于普通黑鱼。

◎沃氏鳢

分布于俄罗斯亚洲部分、中国及乌兹别克斯坦的淡水水域，体长可达80厘米，栖息在中底层水域，属肉食性，在清晨及傍晚觅食。

## 黑鱼选购

❶观外形：新鲜黑鱼体光滑、整洁，无病斑，无鱼鳞脱落。眼睛略凸，眼球黑白分明，鳃色鲜红。

❷看游动：买活鱼时，建议看看鱼在水内的游动情况，新鲜的黑鱼一般都游于水的下层，游动状态正常，没有身斜、翻肚皮现象。

❸摸软硬：新鲜黑鱼，肉质坚实但有弹性，手指压后凹陷但能立即恢复。

## 黑鱼储存

❶水养保鲜法：黑鱼的生命力很强，活鱼可以先在盆里养着。水不用放得太多，只要没过鱼背再稍多加点就可以了，但盆上最好扣个木板，防止鱼从盆里蹦出来。

❷冰箱冷冻法：黑鱼肉不宜保存，建议现洗现吃。迫不得已要保存，可以将其清洗干净，擦干表面水分，装在保鲜袋里，置入冰箱冷冻。

## 黑鱼清洗

◎从市场上买回的黑鱼，如果未经店铺处理，一般可自己采取剖腹、开背两种方法清洗。剖腹法比较常见，下面介绍开背清洗法。

◎开背清洗法

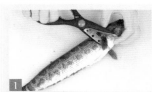

1 取洗净的黑鱼一条，剪掉背鳍、胸鳍。

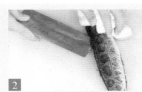

2 在靠近鱼尾的背脊线上片一刀，朝鱼头方向片去。

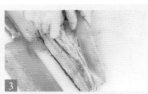

3 片至鱼头处，将鱼身撑开，把鱼的内脏摘除。

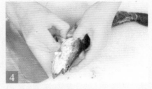

4 用手揭开鱼鳃盖。

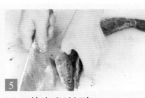

5 用刀将鱼鳃挖除。

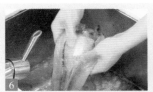

6 将鱼放在流水下冲洗干净，沥干水分即可。

## 黑鱼切法

◎选择正确的切法来切黑鱼肉，不但便于夹取，还有增加食欲的作用。黑鱼的切法主要有打花刀，切大翻刀、块、片、丝等。

◎切大翻刀

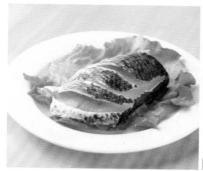

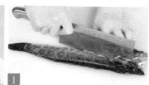
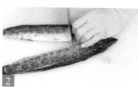
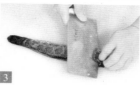
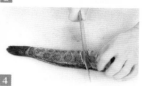

①取洗净剖好的黑鱼一条，纵向对剖，一分为二。
②取其中的一半，切掉鱼头。
③如图，斜刀切鱼肉，进刀要深，但不切断。
④把鱼按照同样的刀法切完即可。

◎切片

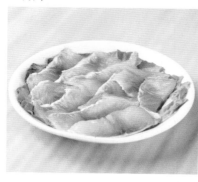

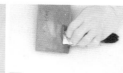
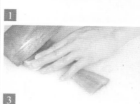
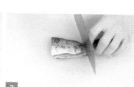
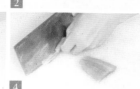

①取一块黑鱼肉，用平刀从脊骨处一分为二。
②将鱼尾切掉。
③取其中一块，用刀将骨片去。
④斜刀从一端开始切鱼片，把鱼肉片完即可。

# 草鱼

*Caoyu*

● 食用量 ●
每次约100克

『别名』

鲩鱼、草鲩、
白鲩、油鲩

『性味归经』

性温，味甘，
归肝、胃经

『草鱼简介』 草鱼生长迅速，是中国淡水养殖的四大家鱼之一，栖息于平原地区的江河湖泊，一般喜居于水的中下层和近岸多水草的区域。

『营养成分』 蛋白质、脂肪、钙、磷、硒、铁、维生素A、维生素C等。

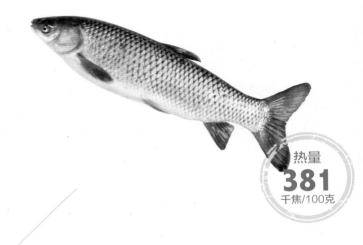

热量
**381**
千焦/100克

## 认识草鱼

### 食 材 功 效

❶草鱼肉富含不饱和脂肪酸等成分，有助于预防心血管疾病。

❷草鱼富含硒，可以抗衰老、养颜、预防肿瘤。

❸中医认为，草鱼肉性温味甘，无毒，有补脾暖胃、补益气血、平肝祛风的功效。

一般人均可食用，亦适合冠心病、高血压、高血脂患者，水肿、肺结核、风湿患者以及气虚者。女子在月经期不宜食用。

## 烹 饪 指 南

❶烹调草鱼时，可以不放味精，味道也很鲜美。

❷煎鱼肉的时间不能过长，要用低温油煎，至鱼肉变白即可。

❸草鱼不要大量食用，吃太多可能诱发各种疮疖。

## 美 味 菜 肴

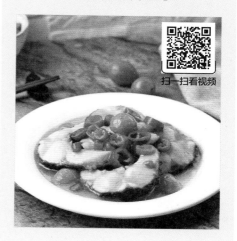

『椒香啤酒草鱼』

扫一扫看视频

## 实 用 小 偏 方

❶草鱼和大蒜煮食，可用于脚气病的食疗。

❷草鱼加葱或香菜煮食，可用于风虚头痛。

❸冬瓜可以清热解毒、利水消肿，草鱼能够平肝祛风、补中利水，将它们制作成草鱼冬瓜汤，具有清利平喘的功效；也适用于高血压、肝阳上亢引起的头痛，或痰浊眩晕、虚劳浮肿等疾患；亦可作为夏秋季家庭保健汤菜，也能作为降压减肥汤肴之一。

# 草鱼的种类

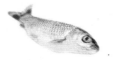

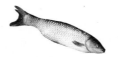

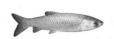

◎金草鱼

其体略呈圆筒形，腹部无棱。头部平扁，尾部侧扁。口端位，呈弧形，无须。下咽齿二行，侧扁，呈梳状，齿侧具横沟纹。

◎脆肉鲩

原产于广东省中山市长江水库，是利用水库的矿泉水，喂精饲料，运用活水密集养殖法养育成的名特水产品。体色略带金黄。

◎鲍肉鲩

一种已改变成胶原化肉质的淡水鱼，该鱼肉质富弹性、脆性，有嚼头，鲜味浓，酷似鲍鱼。

## 草鱼选购

❶观外形：新鲜草鱼体光滑、整洁，无病斑，无鱼鳞脱落。眼睛略凸，眼球黑白分明，鳃色鲜红。腹部没有变软、变形、破损。买草鱼一般挑选体形较大的为好，大一点的草鱼肉质紧密，较小的草鱼肉质太软。

❷看游动：买活鱼时，建议看看鱼在水内的游动情况。新鲜的鱼一般都游于水的下层，游动状态正常，没有身斜现象。

❸摸软硬：新鲜草鱼，肉质坚实但有弹性，手指压后凹陷但能立即恢复。不新鲜的鱼，肌肉稍显松软，手指压后凹陷，不能立即恢复。

## 草鱼储存

❶冰箱冷藏法：在鱼的身上，内脏最易腐坏，所以我们必须先将草鱼宰杀处理，刮除鱼鳞，去除鱼鳃、内脏，清洗干净，分割成鱼头、鱼身和鱼尾等部分，用厨房纸抹干表面水分，分别装入保鲜袋，入冰箱保存。一般冷藏保存，必须两天之内食用。

❷冰箱冷冻法：刮除鱼鳞，去除鱼鳃、内脏，清洗干净，然后按照烹饪需要，分割成鱼头、鱼身和鱼尾等部分，用厨房纸抹干表面水分，分别装入保鲜袋，入冰箱冷冻保存，可保持两周内不变质。冷冻保存后食用，从冰箱取出后室温下自然解冻为佳。

◎从市场上买回的草鱼，如果未经店铺处理，可自己采取剖腹法和开背法来清洗处理。

◎剖腹清洗法

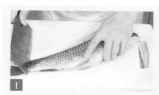

1 沿着从尾部至鳃部的方向，逆刀刮去鳞。

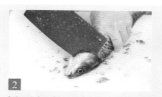

2 撬开鳃盖，剜去两边鳃丝，去除干净。

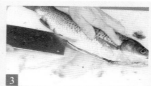

3 沿着从鱼口到鱼尾的方向，剖开鱼腹。

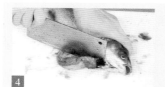

4 将内脏清除。

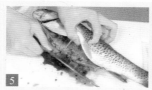

5 刮去鱼腹内的黑膜。

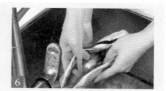

6 用流水冲洗干净即可。

◎开背清洗法

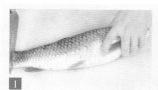

1 从鱼的尾部开始刮鱼鳞，一直刮到鱼的头部。

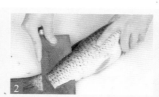

2 把鱼鳞冲洗掉，从鱼的尾部开背。

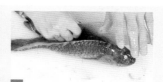

3 将整条鱼的背部切开，将鱼的头劈开。

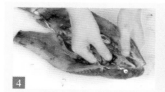

4 用手清理内脏。

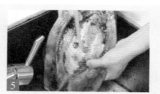

5 将内脏完全清除，刮去鱼腹内的黑膜，洗干净。

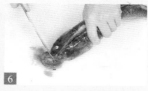

6 用刀将两边的鱼鳃切除，洗干净即可。

# 草鱼切法

◎草鱼是日常生活中最常见的鱼之一，常见的切法主要有切大翻刀、一字刀、网格刀、块、片等刀法。

## ◎切大翻刀

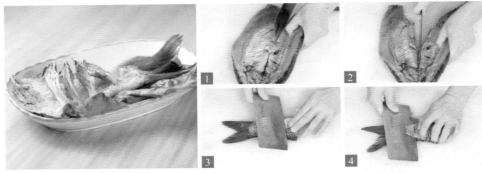

①取一条洗净的草鱼，用刀从中间剖开。
②草鱼肉一分为二，将鱼头切掉。
③取鱼尾部分的鱼肉，在鱼肉上斜刀切刀纹。
④将肉片翻起，用同样的方法切刀纹即可。

## ◎打网格刀

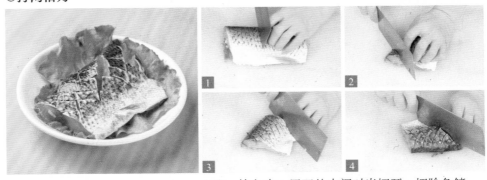

①取一块鱼肉，用刀从中间对半切开，切除鱼鳍。
②从鱼肉的一个角开始斜切一字刀。
③在整块鱼肉上均匀地斜切一字刀。
④转一个角度，在一字刀上面斜切一字刀即可。

## ◎切片

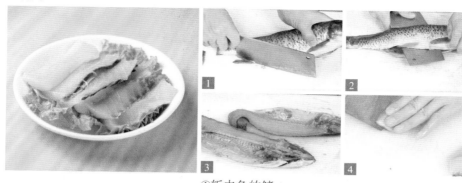

①斩去鱼的鳍。
②以剖腹口为切入口，往上切，将整条鱼肉片开。
③鱼肉被一分为二。
④从一端开始，切宽窄均匀的片状即可。

## ◎打一字刀

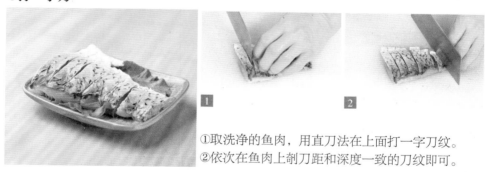

①取洗净的鱼肉，用直刀法在上面打一字刀纹。
②依次在鱼肉上剖刀距和深度一致的刀纹即可。

## ◎切块

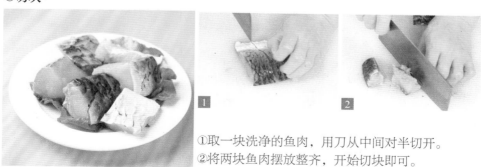

①取一块洗净的鱼肉，用刀从中间对半切开。
②将两块鱼肉摆放整齐，开始切块即可。

# 鲢鱼

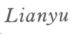
*Lianyu*

● **食用量** ●
每次80~100克

『鲢鱼简介』 鲢鱼是著名的四大家鱼之一，人工饲养的大型淡水鱼，生长快、疾病少、产量高，多与草鱼、鲤鱼混养。

『营养成分』 含蛋白质，脂肪，糖类，维生素A、维生素D、B族维生素，钙、磷、铁等。

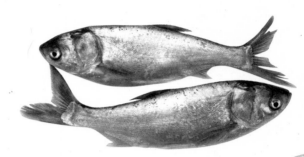

**热量**
**435**
千焦/100克

| 盛产季节 | | | | | | | | | | | |
|---|---|---|---|---|---|---|---|---|---|---|---|
| 1月 | 2月 | 3月 | 4月 | 5月 | 6月 | 7月 | 8月 | 9月 | 10月 | 11月 | 12月 |
| | | | | | | 7、8月 | | | | | |

『别名』
鲢、鲢子、
白脚鲢

『性味归经』
性温，味甘，
归脾、胃经

## 认识鲢鱼

### 食材功效

❶鲢鱼肉含 ω-3脂肪酸，能预防癌症，预防心血管疾病的发生。

❷鲢鱼富含胶质蛋白，对皮肤粗糙、脱屑、头发干脆易脱落等症均有一定的疗效。

一般人均可食用，尤其适合脾胃气虚、营养不良、肾炎水肿、小便不利、肝炎患者。有甲状腺功能亢进、感冒、发热、无名肿毒、瘙痒性皮肤病、大便秘结、红斑狼疮等病症者不宜食用。

❶鲢鱼适合于烧、炖、清蒸、油浸等烹调方式，尤以清蒸、油浸最能体现出鲢鱼清淡、鲜香的特点。

❷将鱼去鳞剖腹洗净后，放入盆中倒一些黄酒，就能除去鱼的腥味，并能使鱼滋味更鲜美。

『辣卤酥鲢鱼』

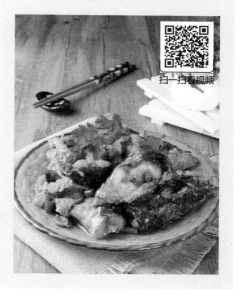

扫一扫看视频

## 鲢鱼的种类

◎白鲢
体形侧扁、稍高，呈纺锤形；背部青灰色，两侧及腹部白色；头较大，眼睛位置很低，鳞片细小；胸鳍不超过腹鳍基部，各鳍色灰白。

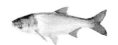

◎长丰鲢
长丰鲢外形特征跟普通白鲢基本一致。相比普通白鲢，长丰鲢体形较短，较肥厚、粗壮。

## 鲢鱼选购

❶**观外形**：新鲜鲢鱼体光滑、整洁，无病斑，无鱼鳞脱落。眼睛略凸，眼球黑白分明，鳃色鲜红。腹部无鼓胀、破损。

❷**看游动**：买活鱼时，建议看看鱼在水内的游动情况，新鲜的鱼一般都游于水的下层，游动状态正常，没有身斜现象。

## 鲢鱼储存

❶**白酒保鲜法**：用一只棉球蘸上白酒，塞进活鱼嘴里，盖上湿毛巾，几小时内不会死去。注意所用的白酒度数不要太低。

❷**冰箱冷冻法**：将鱼宰杀洗净，切成块分装在塑料袋里，放入冷冻室，一周内不会变质，要烹调时拿出解冻即可烹饪。

## 鲢鱼清洗

◎从市场上买回的鲢鱼，如果没有经过店铺处理，可自己采取剖腹清洗法来清洗处理。

◎剖腹清洗法

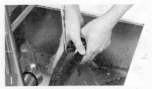
将买回的鱼放在流水下冲洗。

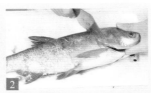
从尾部开始，逆着鱼鳞的生长方向刮鱼鳞。

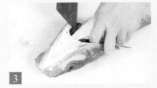
用刀刮鱼背上的鱼鳞，挖出鳃丝。

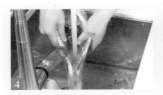
将鱼冲洗一下，用刀剖开鱼腹，清理内脏。

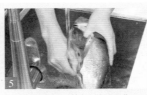
用手清理鱼内部的黑膜。

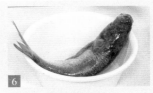
清洗完毕，待用。

◎鲢鱼是日常生活中最常见的鱼之一，常见的切法主要有整切十字刀、切块等。

## ◎打十字刀

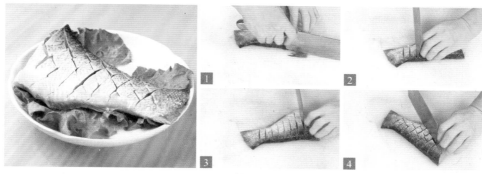

①取一块洗净的鱼肉，将鱼鳍切除。
②用直刀沿着一端在鱼身上斜打一字刀刀纹。
③将整块鱼肉切上均匀的一字刀。
④转一个角度，用直刀从一端开始切一字刀即可。

## ◎切块

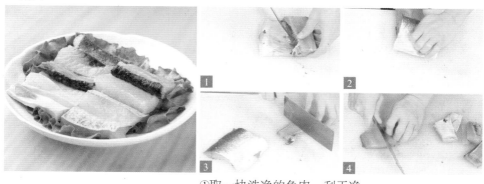

①取一块洗净的鱼肉，刮干净。
②用平刀片去鱼骨，将鱼骨移除。
③鱼骨切成块，可以丢弃，也可做汤用。
④把鱼肉片修理整齐，切成块状即可。

# 鲫鱼

*Jiyu*

● 食用量 ●
每次约40克

| 盛产季节 | | | | | | | | | | | |
|---|---|---|---|---|---|---|---|---|---|---|---|
| 1月 | 2月 | 3月 | 4月 | 5月 | 6月 | 7月 | 8月 | 9月 | 10月 | 11月 | 12月 |
| | | | | 全年 | | | | | | | |

『别名』

河鲫、鲋鱼、
喜头、鲫瓜子

『性味归经』

性平，味甘，
归脾、胃、大肠经

『鲫鱼简介』 鲫鱼是主要以植物为食的杂食性鱼，喜群集而行，择食而居。肉质细嫩，肉味甜美，营养价值很高。

『营养成分』 含蛋白质，脂肪，磷、钙、铁，维生素A、B族维生素、维生素D、维生素E，卵磷脂等。

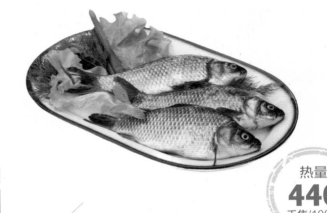

热量
**440**
千焦/100克

## 认识鲫鱼

### 食 材 功 效

❶鲫鱼肉富含不饱和脂肪酸，能预防心血管疾病。

❷鲫鱼肉中钙、磷、铁含量高，有益于强化骨质，预防贫血。

❸鲫鱼肉属于催乳补品，吃鲫鱼可以让产妇乳汁充盈。

一般人群都可食用，但高血脂、胆固醇高的患者忌食。

## 烹 饪 指 南

❶鲫鱼脂肪较多，鱼肉易碎，如果要切片，可以先用冰水泡一下。

❷在众多的烹调方式中，鲫鱼以红烧或煎煮为主。

❸烹煮时可用醋浸泡，使鱼骨软化，以免刺太多太硬，影响食欲。

❹鱼子中胆固醇含量较高，中老年人和高血脂、高胆固醇者忌食。

## 美 味 菜 肴

『萝卜鲫鱼汤』

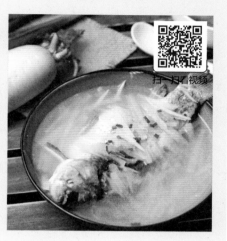

扫一扫看视频

## 实 用 小 偏 方

❶将鲫鱼去除肠，留下鱼鳞，把茶叶放入鱼腹中，用纸包裹煨熟吃，可用于消渴。

❷鲜鲫鱼去鳞、鳃及内脏，清炖食，或加黄豆芽或通草同煮汤食，可治乳少。

❸鲫鱼2条，去鳞、鳃及内脏，与豆腐250克同煮汤服食，于麻疹出齐时清热用。

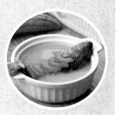

# 鲫鱼的种类

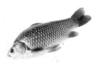

◎方正银鲫
体形短，体侧扁而高，头短小，吻圆钝。口端位，斜裂。无须，眼小。鳃盖膜与峡部相连，鳃耙细长，排列紧密。

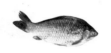

◎彭泽鲫
背部呈深灰黑色，腹部灰色，各鳍条呈青黑色，为纺锤形。头短小，吻钝，口端位，呈弧形，唇较厚，无须，下颌稍向上斜。

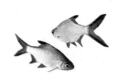

◎红鳍银鲫
为引进品种，也叫泰国鲫、双线鲫、红鳍鲫，外形很像我国的鲫鱼，但体幅宽，侧扁，体色清灰。

◎高背鲫
体形为纺锤形，体色银灰，背部色较深，腹部色较浅。

◎龙池鲫鱼
头很小，鱼鳞略带金黄色，类似鲤鱼，以异乎寻常的味道广受欢迎。

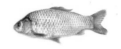

◎白鲫
白鲫体形大，高而侧扁，背部似驼背。

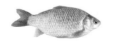

◎淇河鲫
又叫双背鲫鱼，色泽略呈金黄，和鲤鱼相似。脊背宽厚，体形丰满。生长速度快，为一般鲫鱼的2.5倍。

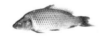

◎杂交鲫鱼
以方正银鲫为母本，太湖野鲤为父本"杂交"而获得的子代。试养表明，它杂交优势明显，具有适应性强、生长快等优点。

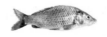

◎芙蓉鲤鲫
体色灰黄，体形侧扁，背部较普通鲫高且厚，全身鳞片紧密，无口须个体占20%，其余个体有1或2根细小须根。

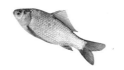

◎湘云鲫

湘云鲫外观与普通白鲫鱼相似，但体形优于其他品种，因为不育，性腺比例小，所以内脏少，腹部比其他鲫鱼小，背部肌肉厚，体形也比其他鲫鱼品种要"苗条"。

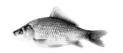

◎异育银鲫

异育银鲫是以银鲫为母本、兴国红鲤为父本，人工授精后的异精雌核发育的子代。异育银鲫生长很快，具有良好的杂交优势，增产效果明显，且肉质细嫩，营养丰富。

## 鲫鱼选购

◎对于市售的鲫鱼，我们可以从外形、反应等多方面来进行选择。

❶观外形：选择鲜活的，鱼体光滑、整洁、无病斑、无鱼鳞脱落。以体色青灰、体形健壮的为好。身体扁平，色泽偏白的，肉质比较鲜嫩。新鲜鲫鱼眼睛略凸，眼球黑白分明。

❷看反应：品质良好的鲫鱼好动，反应敏捷，游动自如，用网兜捞起来时扭动、挣扎有力。

## 鲫鱼储存

◎买回家的鱼，如果一次不能吃光，可以采取蒙眼保鲜法、水养保鲜法、冰箱冷冻法来进行储存。

❶蒙眼保鲜法：用浸湿的纸贴在离水的鱼的眼睛上，因为鱼视神经后有条死亡腺，离水后就会断掉，用此法，死亡腺就可以保持一段时间，从而延长鱼的存活时间。

❷水养保鲜法：活鲫鱼可直接放入水盆中，每天换水，可以存活两周左右。

❸冰箱冷冻法：鱼肉清洗收拾干净后，放入保鲜袋内，放入冰箱里冷冻，可保存10天。

◎新鲜的鲫鱼买回家，可自行在家里采取剖腹法来清洗处理。

◎剖腹清洗法

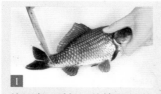

1 从尾部开始，逆着鱼鳞的生长方向，开始刮鱼鳞。

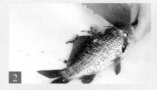

2 将全身的鱼鳞刮去。

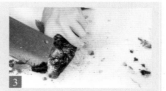

3 把鳃丝清除掉。

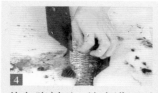

4 将鱼腹剖开，注意进刀不要太深，以免割破鱼鳔。

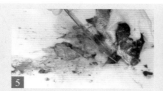

5 内脏要清理干净。

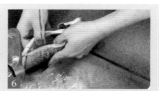

6 把鱼放在流水下冲洗干净即可。

## 鲫鱼切法

◎选择正确的切法来切鲫鱼肉，可便于烹饪、夹取。鲫鱼的切法主要有切柳叶刀、十字刀、一字刀等。

◎切柳叶刀

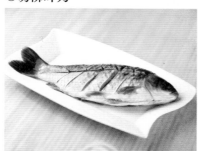

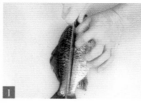

1

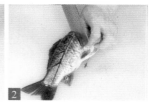

2

①取一条洗净的鲫鱼，纵向在中间切一条刀纹。
②在刀纹一侧和另一侧均匀地剁上斜刀纹，成叶脉状。

## ◎切十字刀

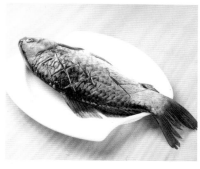

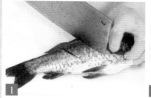

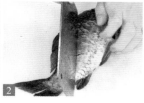

①在鱼身上斜切一刀，再切第二刀。
②沿着另一个方向划一刀，与之前的刀纹交叉。

## ◎切一字刀

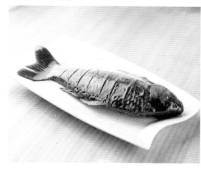

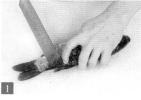

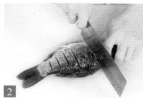

①取一条洗净的鲫鱼，从尾部开始切一字刀刀纹。
②下刀不要太深，以免把鱼肉割烂。在整条鲫鱼上切刀距、刀纹深浅一致的一字刀即可。

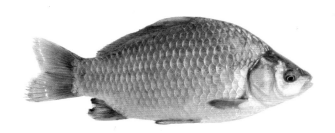

# 鲤鱼

*Liyu*

● 食用量 ●
每次约100克

| 盛产季节 | | | | | | | | | | | |
|---|---|---|---|---|---|---|---|---|---|---|---|
| 1月 | 2月 | 3月 | 4月 | 5月 | 6月 | 7月 | 8月 | 9月 | 10月 | 11月 | 12月 |
| 全年 | | | | | | | | | | | |

『 别名 』

鲤拐子、鲤子

『 性味归经 』

性平，味甘，
归脾、肾、胃、胆经

『鲤鱼简介』　鲤鱼是原产亚洲的温带性淡水鱼，喜欢生活在平原上的暖和湖泊里，或水流缓慢的河川里。

『营养成分』　含蛋白质，脂肪，维生素A、维生素$B_1$、维生素$B_2$、维生素C等。

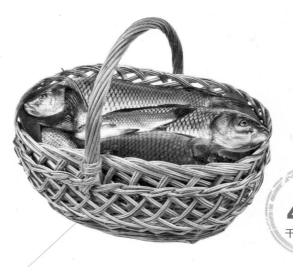

热量
**481**
千焦/100克

## 认识鲤鱼

### 食 材 功 效

❶鲤鱼中蛋白质含量高，氨基酸组成与人体需求相近，易于被人体吸收。

❷鲤鱼肉富含不饱和脂肪酸，能在一定程度上预防心血管疾病。

❸中医认为，鲤鱼肉性平味甘，能健脾开胃、消肿利尿、止咳消肿、安胎通乳、清热解毒。

一般人均可食用，尤其适合食欲低下、工作劳累、胎动不安者，以及心脏性水肿、营养不良性水肿、肾炎水肿、咳喘等病症患者。红斑狼疮、荨麻疹、腮腺炎、血栓闭塞性脉管炎、恶性肿瘤、淋巴结核、皮肤湿疹等病症者不宜食用。

## 烹 饪 指 南

❶烹调鲤鱼的方法较多，以红烧、干烧、糖醋为主。
❷鲤鱼两侧皮内有一条似白线的筋，在烹制前要把它抽出，这样可去除它的腥味。

## 美 味 菜 肴

『糖醋鲤鱼』

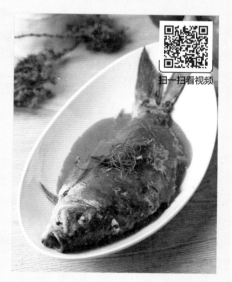

扫一扫看视频

## 实 用 小 偏 方

❶鲤鱼和川贝末少许，煮汤服用，辅助治疗咳嗽气喘。
❷大鲤鱼1条去鳞，泥裹炮熟，去鱼刺研末，同糯米煮粥，空腹吃，每日1次，治咳嗽气喘。
❸鲜鲤鱼与大米同入锅，煮粥淡食，治妊娠水肿和产后乳汁缺少。
❹用大鲤鱼1尾，加醋3升煮干吃下，一天吃1次，可缓解水肿。

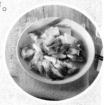

# 鲤鱼的种类

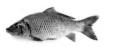

◎岳鲤

是湘江野鲤雄鱼与荷包红
鲤雌鱼杂交的品种。体灰
色，全鳞，与父本湘江野
鲤相似。

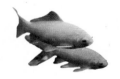

◎万安玻璃红鲤

体色鲜红，幼鱼阶段鱼体
透明，肉眼可视内脏、鳃
等器官；成鱼仍可透过鳃
盖看见鳃轮廓。

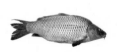

◎三杂交鲤

由芙蓉鲤和资江野鲤杂交
而成的一种鲤鱼新品种。
三交杂鲤具有体形美、食
性广、抗病力强等特点。

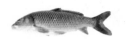

◎荷元鲤

江西省婺源县的荷包红鲤
（雌）与云南省的元江鲤
（雄）杂交获得的子一
代，生长快，产量高。

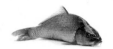

◎丰鲤

丰鲤体色青灰，全身鳞片
规则整齐。体形较为粗
壮，其食性同其他鲤鱼一
样，是典型的杂食性。

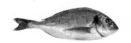

◎海鲤

头大，头长与体高约相
等，头顶部较宽。口大，
上、下颌等长。唇薄，口
角有一对短而弱的须。

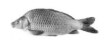

◎鳞鲤

体纺锤形，侧扁。头后部
隆起，头较小，口亚下
位，略呈马蹄形，上颌包
着下颌。须2对。

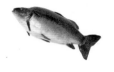

◎松浦镜鲤

是利用德国镜鲤与散鳞镜
鲤杂交而成功选育得到的
一个镜鲤新品种。头小，
体表基本无鳞，光滑得像
镜子一样。

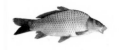

◎华南鲤

地方名称红尾鲤、元江
鲤。体侧扁较高，略呈椭
圆，头较小，略尖，口下
位，上颌较下颌突出，须
2对，鳞较大。

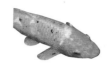

◎红鲤
身体呈纺锤形，口下位，有吻须和颌须各1对。鳃耙短，腹部较圆。鳞片大而圆。侧线明显，微弯。尾鳍深叉形。

◎兴国红鲤
这一品种具有背宽肉厚、肉质鲜嫩、生长快、食性广和抗病性强等优点，其经济价值较高。

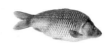

◎建鲤
体形长，比野鲤背高、体宽，但比常见的杂交鲤体长。体色为青灰色，泛白，比野鲤的色略淡。

## 鲤鱼选购

◎ 对于市售的鲤鱼，我们可以从外形、游动、软硬三方面来判定其是否新鲜。

❶观外形：新鲜鲤鱼体光滑、整洁，无病斑，无鱼鳞脱落。眼睛略凸，眼球黑白分明，鳃色鲜红。腹部没有变软、破损。

❷看游动：买活鱼时，建议看看鱼在水内的游动情况，新鲜的鱼一般都游于水的下层，游动状态正常，没有身斜、翻肚皮现象。

❸摸软硬：新鲜鲤鱼，肉质坚实但有弹性，手指压后凹陷，肉体能立即恢复。不新鲜的鱼，肌肉稍显松软，手指压后凹陷不能立即恢复。

## 鲤鱼储存

◎ 买回家的鱼，可以采取蒙眼保鲜法、灌酒保鲜法等方法来进行储存。

❶蒙眼保鲜法：用浸湿的纸贴在鱼的眼睛上，放入塑料袋中，置于冰箱冷藏室，天凉时也可置于阴凉避光处，一天之内可保鲜。

❷灌酒保鲜法：在活鲤鱼的鼻孔里滴上一两滴白酒，然后把鱼放在通气的篮子里，上面盖一层湿布，两三天内鱼不会死去。

❸冰箱冷藏法：宰杀，清洗干净后擦干水分，用保鲜膜包好，放入冰箱冷藏，可保存两天。

❹冰箱冷冻法：宰杀，清洗干净后擦干水分，用保鲜膜包好，放入冰箱冷冻，可保存10天。

## 鲤鱼清洗

◎从市场上买回的鲤鱼，如果未经店铺处理，可自己剖洗处理。
◎剖腹清洗法

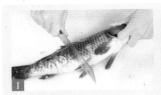

1 将鲤鱼的鱼鳞刮去。

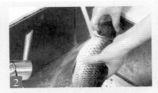

2 用清水将鱼鳞冲洗掉。

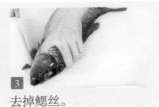

3 去掉鳃丝。

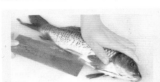

4 将鱼腹剖开。

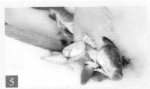

5 把鱼的内脏和腹内黑膜清理干净。

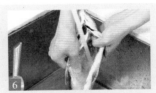

6 最后将鱼用清水冲洗干净即可。

## 鲤鱼切法

◎鲤鱼的切法主要有切松鼠鱼花刀、大翻刀、网格刀、一字刀和块状。

◎切松鼠鱼花刀

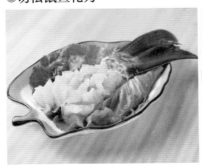

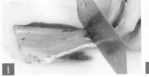

1

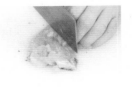

2

①将鲤鱼从中间一切为二，取一半，从鱼尾前端开始斜刀片鱼，注意不要切断。
②调整角度，继续直刀切片，与原切口呈90°即可。

## ◎切大翻刀

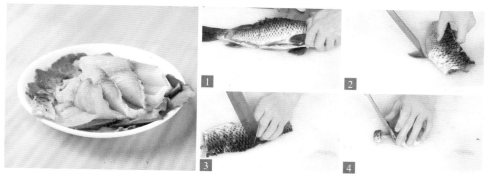

①取一条洗净的鲤鱼，从中间切开，一分为二。
②把鱼肉取下，切去鱼鳍。
③在鱼肉中间切一刀，将鱼肉一分为二。
④取其一从一端开始斜刀切厚片，但不切断即可。

## ◎切网格刀

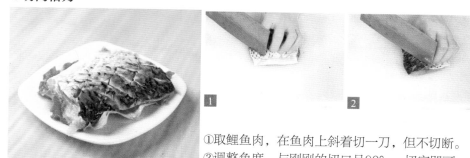

①取鲤鱼肉，在鱼肉上斜着切一刀，但不切断。
②调整角度，与刚刚的切口呈90°，切完即可。

## ◎切一字刀

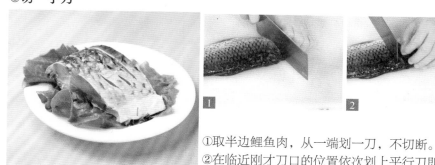

①取半边鲤鱼肉，从一端划一刀，不切断。
②在临近刚才刀口的位置依次划上平行刀即可。

# 鳜鱼

*Guiyu*

● 食用量 ●
每次约100克

| 盛产季节 | | | | | | | | | | | |
|---|---|---|---|---|---|---|---|---|---|---|---|
| 1月 | 2月 | 3月 | 4月 | 5月 | 6月 | 7月 | 8月 | 9月 | 10月 | 11月 | 12月 |

2、3月

『别名』
桂鱼、桂花鱼、
石桂鱼、鳌花鱼

『性味归经』
性平，味甘，
归脾、胃经

『鳜鱼简介』　中国特产的一种食用淡水鱼，分布于各地淡水河湖中，肉质鲜美，无小刺。

『营养成分』　含蛋白质，脂肪，维生素B$_1$、维生素B$_2$、胡萝卜素、烟酸，钙、钾、镁、硒等。

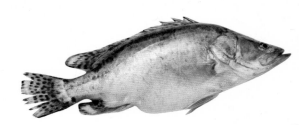

热量
**490**
千焦/100克

## 认识鳜鱼

### 食材功效

❶鳜鱼肉富含硒，能预防癌症，抗衰老。

❷中医认为，鳜鱼肉味甘、性平、无毒，具有补气血、益脾胃的滋补功效。

❸鳜鱼肉的热量不高，而且富含抗氧化成分，对怕肥胖的女士来说是极佳的选择。

一般人群可食用，寒湿盛者不宜食。

## 烹 饪 指 南

❶鳜鱼用来红烧、清蒸、炸、炖、熘均可。

❷鲜鱼剖开洗净，在牛奶中泡一会儿既可除腥，又能增加鲜味。

## 实用小偏方

❶取鳜鱼胆1个，黄酒少许。将鱼胆晒干，研碎末。需要时取如黄豆大的一块碎末，以温黄酒煎化服，治鱼骨卡喉。

❷取鳜鱼尾，捣烂贴患处，治小儿已化脓之软疖。

## 鳜鱼的种类

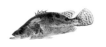

◎翘嘴鳜

体侧扁，背部隆起。口大，略倾斜，下颌向前突出。体色棕黄，腹部灰白，自吻端通过眼部至背鳍前部有一黑色条纹。

◎大眼鳜

口大，端位，略倾斜。胸鳍较宽，呈扇形。身体被圆鳞。鳃盖上有小鳞。体侧棕黄色、灰黄或灰白，腹部灰白色。

◎斑鳜

体长，侧扁，鱼体、鳃盖均被细鳞。头部具暗黑色的小圆斑，体侧有较多的环形斑。体棕黄色或灰黄色，腹部黄白色。

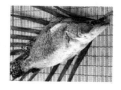

◎暗色鳜

俗称铜钱鳜，体侧扁，背部呈弧形，口端位，上下颌几等长。口较小，上颌后端达眼中部。眼大。体色深暗。栖居山溪的缓水区。个体小，常见为60～120毫米。数量不多，分布于湖南、广西各水系。

## 鳜鱼选购

❶ **观外形：** 新鲜的鳜鱼，鳞片完整有光泽，不易脱落，眼球突出且黑白界限分明。鱼鳃色泽鲜红，鳃丝清晰，在水中闭合自然。

❷ **看游动：** 新鲜的鱼一般都游于水的下层，游动状态正常，没有身斜、翻肚皮现象。

❸ **摸软硬：** 新鲜鳜鱼，肉质坚实但有弹性，手指压后凹陷，肌肉能立即恢复。不新鲜的鱼，肌肉稍显松软，手指压后凹陷，不能立即恢复。

## 鳜鱼储存

❶ **冰箱冷冻法：** 将新鲜鱼洗净，切成小块，用保鲜膜封好，再放入冰箱，以-10℃可保存2天，但还是建议尽快食用。

❷ **冰柜速冻法：** 将新鲜鱼洗净，切成小块，用保鲜膜封好，再放入冰柜，以-20℃速冻，可保存1～2个月。

## 鳜鱼清洗

◎ 从市场上买回的鳜鱼，如果未经店铺处理，可自己采取剖腹清洗法清洗。

◎ **剖腹清洗法**

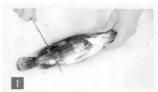

**1** 用刀从鱼尾往鱼头方向将鱼鳞刮除。

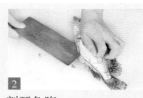

**2** 剖开鱼腹。

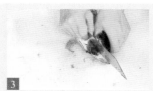

**3** 切开鱼头。

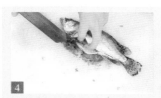

**4** 将鱼鳃清除掉。

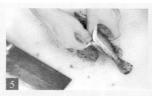

**5** 用手将内脏摘除，去除腹内黑膜。

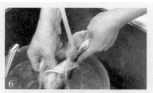

**6** 将鳜鱼放在流水下冲洗干净，沥干水分即可。

## 鳜鱼切法

◎选择正确的切法来切鳜鱼肉，不但便于烹饪入味，还具备装饰作用，有增加食欲的效果。鳜鱼的切法主要有切网格刀、蝴蝶片等。

### ◎切网格刀

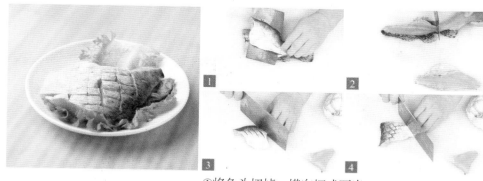

①将鱼头切掉，横向切成两半。
②取带骨的一半，用平刀片鱼，片至鱼尾断掉。
③鱼肉切两半，其中一半切上一字刀纹。
④转一个角度，从一端开始切完一字刀即可。

### ◎切蝴蝶片

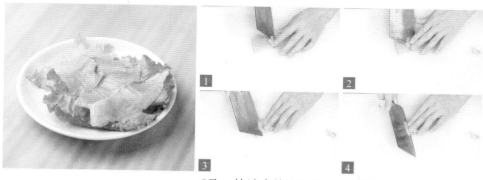

①取一块洗净的鳜鱼肉，切掉不平整的部分。
②从一端切鱼片，片至底部，不要切断。
③接着切第二刀。
④第二刀切断，展开即成蝴蝶片。

# 银鱼

*Yinyu*

● 食用量 ●
每次30~50克

| 盛产季节 | | | | | | | | | | | |
|---|---|---|---|---|---|---|---|---|---|---|---|
| 1月 | 2月 | 3月 | 4月 | 5月 | 6月 | 7月 | 8月 | 9月 | 10月 | 11月 | 12月 |
| | | | | | | | | 9、10月 | | | |

『别名』

冰鱼、玻璃鱼、
面条鱼、面丈鱼

『性味归经』

性平，味甘
归脾、胃、肺经

『银鱼简介』　银鱼是"长江四鲜"之一，体长略圆，肉质细嫩透明，色泽如银，因而得名。它味道鲜美，富钙质。

『营养成分』　含蛋白质，脂肪，钙、磷、铁，维生素$B_1$、维生素$B_2$、烟酸等。

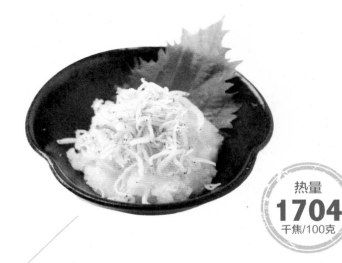

热量
**1704**
千焦/100克

## 认识银鱼

### 食材功效

银鱼蛋白质含量高，氨基酸丰富，具有补肾增阳、祛虚活血、益脾润肺等功效。

### 适合人群

一般人群均可食用。有肺虚咳嗽、虚劳等症者忌食。

❶银鱼不要用牛、羊油煎炸。

❷银鱼可用来制作软炸等菜肴，还可制作汤。

❸将鱼放入牛奶中浸泡片刻，再取出炸制更香。

## 银鱼的种类

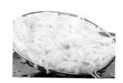

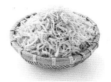

◎长江间银鱼

又称"短吻间银鱼"，俗称面鱼、面条鱼、鲙残鱼。体细长，略呈圆筒形，后段较侧扁。头部平扁，呈三角形。

◎洞庭湖银鱼

成鱼身长6～9厘米，呈圆柱形，尾部稍侧扁，鱼头扁平，吻尖短，眼睛大，鱼身无鳞，洁白如银，故名。

◎大银鱼

个体小，常见个体体长为15厘米左右。体细长。头部上下扁平，吻尖，呈三角形。下颌长于上颌。

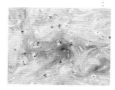

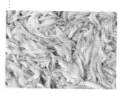

◎雷氏银鱼

个体小，体长15～20厘米，"太湖银鱼"之一。纯淡水种类，生活在水体中上层。以浮游动物为食。繁殖期3～7月，在湖边水草丛生地区产卵。身体透明。繁殖力强，数量较大。

◎太湖短吻银鱼

前部略呈圆筒形，后部侧扁，头部扁平，吻钝，呈弧形，体透明，离水后鱼体即变为乳白色，终生保持软骨。除性腺成熟时雄性个体的臀鳍基部上方侧面各有一列前大后小的鳞片外，无鳞。

## 银鱼选购

❶选购新鲜银鱼，以洁白如银且透明的为佳，体长2.5~4厘米为宜。手从水中捞起银鱼后，将鱼放在手指上，鱼体软且下垂，略显挺拔，鱼体无黏液的为优良品。

❷**市售的银鱼干有三种：**第一种是网中暴晒而成的银鱼干，鱼体完整，色泽洁白有光，其肉嫩、味鲜的特色基本不变。第二种是在制作过程中，因有阴雨天不易即时加工，加入少许食盐而成，这类银鱼干色略呈淡黄，吃起来仍美味可口。第三种是在制作过程中，加入了明矾，鱼体呈白色而不透明，吃起来味道较差，有苦涩感，且压秤。银鱼干品以鱼身干爽、色泽自然明亮者为佳品。需要注意的是，鱼的颜色很白并不能证明其质优，须提防掺有荧光剂或漂白剂。

## 银鱼储存

❶**冰箱冷藏法：**新鲜银鱼用清水洗净后，擦干表面水分，放入保鲜袋内，入冰箱冷藏可以保存3天。

❷**冰箱冷冻法：**把没吃完的银鱼干封口，放在冰箱冷冻层，可保存很久都不变色。

❸**腌渍密封法：**新鲜银鱼放在小坛子里，撒上盐，密封，可保存较长时间。

## 银鱼清洗

◎银鱼通体无鳞，一向作为整体性食物应用，即内脏、头、鳍等均不去掉，简单冲洗后直接烹饪。

❶**搅拌清洗法：**准备一小盆清水，把银鱼倒进去，用手轻轻搅拌让脏东西沉淀，接着用滤网捞起小鱼，再冲洗三四次即可。

❷**流水清洗法：**清洗时，把银鱼干倒进过滤网里，打开水龙头，水量不要太大，让流动水慢慢冲洗，洗净后把水沥干即可。

# 鳊鱼

*Bianyu*

● 食用量 ●
每餐约80克

『 别名 』

武昌鱼、鲂鱼、
团头鲂、缩项鲂

『 性味归经 』

性平，味甘，
归脾、胃经

『鳊鱼简介』　鳊鱼是中国水产科学家在20世纪50年代，从野生的鳊鱼群体中捕捞后，经过人工选育、杂交培育出的优良养殖鱼种之一。

『营养成分』　含蛋白质，脂肪，维生素A、维生素$B_1$、维生素$B_2$、维生素C、维生素E、烟酸，钙、铁、锌、镁、铜、磷、硒等。

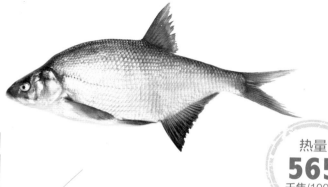

热量
565
千焦/100克

## 认识鳊鱼

### 食 材 功 效

❶鳊鱼是高蛋白、低胆固醇食物，有预防贫血、低血糖、高血压和动脉粥样硬化的功效。
❷鳊鱼肉有调理脾胃的功效，可开胃健脾。
❸鳊鱼具有补虚损、益精气、润肺补肾的作用，可以用于调理肺肾阴虚。

## 适合人群

一般人群均可食用，患慢性痢者忌食。

## 烹饪指南

鳊鱼最适合红烧。在放油煎鱼之前，用鲜生姜在锅底涂上一层姜汁，倒油加热后再煎鱼，能保持鱼完整。

## 实用小偏方

鳊鱼、豆腐、芫茜、白豆煲汤服食，可以辅助治疗口腔溃疡。

## 美味菜肴

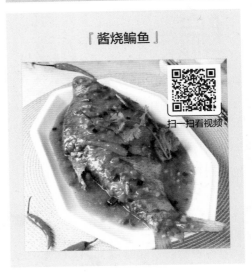

『酱烧鳊鱼』

扫一扫看视频

# 鳊鱼的种类

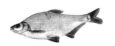

◎北京鳊

背部青灰色，两侧银灰色，腹部银白。体侧鳞片灰白色，边缘灰黑色，形成灰白相间的条纹。体侧扁而高，呈菱形。

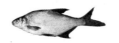

◎三角鳊

体高而侧扁，头后背部隆起，体呈菱形。头尖小。口小裂斜，上颌比下颌稍长。无须。侧线位于体侧中微下弯处。

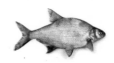

◎武昌鱼

又名团头鲂，体扁侧，呈长菱形，背隆起明显。头小，口小。体侧灰尘色并有浅棕色光泽。背色深，腹色浅。

## 鳊鱼选购

◎对鳊鱼，我们可以从外形、游动、软硬三方面来判定其品质如何。

❶**观外形**：新鲜鳊鱼体光滑、整洁，无病斑，无鱼鳞脱落。眼睛略凸，眼球黑白分明，鳃色鲜红。腹部没有变软、破损。小鱼刺多，大鱼刺少。

❷**看游动**：买活鱼时，建议看看鱼在水内的游动情况，新鲜的鱼一般都游于水的下层，游动状态正常，没有身斜、翻肚皮现象。

❸**摸软硬**：优质鳊鱼肉，肉质坚实但有弹性，手指压后凹陷，肌肉能立即恢复。质量稍差的鱼，肌肉稍显松软，手指压后凹陷，不能立即恢复。

## 鳊鱼储存

◎买回家的鱼，如果一次不能吃光，可以采取蒙眼保鲜法、冰箱冷藏法、冰箱冷冻法来进行储存。

❶**蒙眼保鲜法**：用打湿的纸贴在活鱼的眼睛上，可以让活鱼存活5小时。

❷**冰箱冷藏法**：将清理干净的鱼放入保鲜盒或用保鲜膜包好，可放入冰箱冷藏保存。建议2天内食用完毕。

❸**冰箱冷冻法**：将清理干净的鱼放入保鲜盒或用保鲜膜包好，放入冰箱，以-5℃～-3℃冷冻保存，可保鲜20天，但冷冻过后建议用红烧、糖醋等烹饪方式，不适宜再清蒸，且肉质与营养均有所下降。

## 鳊鱼清洗

◎从市场上买回的鳊鱼，如果未经店铺处理，可自己采取剖腹清洗法、开背清洗法、夹鳃清洗法三种方法清洗。

❶**剖腹清洗法**：从尾部向头部刮去鳞片，挖出鱼鳃，剖开腹部，挖出内脏，用水冲洗干净。腹部的黑膜用刀刮一刮，再冲洗干净即可。

❷**开背清洗法**：先放血，刮鳞，在鱼身肛门稍靠尾部下刀，紧贴脊骨，切开鱼脊，劈开鱼头，这样就得到胸腹相连的鱼体，内脏和鱼鳃便轻易可以取出，片下鱼肉即可。

❸**夹鳃清洗法**：将鱼鳞刮除，用刀挖去鳃丝，放在流水下冲洗一下。用刀在鳊鱼腹部靠近尾巴处切一个小口，切开肠子和鱼身的连接处。用一双筷子从鳃壳边缘插入鱼腹，夹住内脏转搅，将内脏拉出。用手清理未完全清除的内脏。最后将鳊鱼清洗干净，沥干水分即可。

# 罗非鱼

*Luofeiyu*

● 食用量 ●
每次约100克

『罗非鱼简介』 罗非鱼为一种中小型鱼，被誉为"未来动物性蛋白质的主要来源之一"。原产于非洲，和鲈鱼相似。

『营养成分』 含蛋白质，脂肪，钙、磷、铁，维生素$B_1$、维生素$B_2$等。

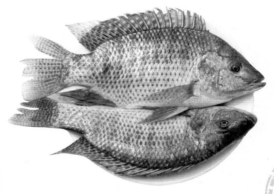

热量
**620**
千焦/100克

## 盛产季节

| 1月 | 2月 | 3月 | 4月 | 5月 | 6月 | 7月 | 8月 | 9月 | 10月 | 11月 | 12月 |
|---|---|---|---|---|---|---|---|---|---|---|---|
| | | | | | | | 8～10月 | | | | |

『别名』

福寿鱼、非洲鲫鱼、南鲫、越南鱼

『性味归经』

性温，味甘，归胃、膀胱经

## 认识罗非鱼

### 食材功效

❶ 罗非鱼富含蛋白质，能促进人体生长发育。

❷ 罗非鱼富含不饱和脂肪酸，可以预防心血管疾病。

### 适合人群

一般人群都可食用，但肝硬化患者忌食。

❶可做全鱼、鱼片、鱼丸，可蒸、煮、炸、烤、做汤或微波烹饪，以红烧、清蒸为最好。

❷做鱼丸时不要放太多配料，以免掩盖了鱼肉的鲜味。

**实用小偏方**

❶罗非鱼去鳞、鳃、内脏，洗净，与油菜薹、豆芽炖食，可以通便排毒。

❷罗非鱼洗净，加青椒蒸食，可以补虚养身。

**实用小偏方**

❶罗非鱼勿洗，连皮带肉切剁细，加盐、醋搅匀，用时先以布擦患处至发赤，再以此鱼肉炙热，用布包之熨患处，每日1次，以愈为度，治白癜风。

❷罗非鱼去鳍、肠杂，洗净，切块，下油锅用姜爆香，取出放入另一锅内，加清水适量，大火煮滚后，改小火煲1小时，汤成取汁用。把鸡蛋去壳搅匀，下入鱼汤中，再下湿马蹄粉，搅匀成罗非鱼鸡蛋羹，能补脾益血、催乳。

## 罗非鱼的种类

◎**莫桑比克罗非鱼**
20世纪50年代称之为越南鱼。人们现在将罗非鱼统称为非洲鲫鱼，有的地方称之为丽鲷。

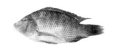

◎**吉福鱼**
吉福鱼又称奥尼鱼，是尼罗罗非鱼（雌）与奥利亚罗非鱼（雄）的杂交种，具有个体大、生长快、全雄率高、产量高的特点。

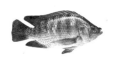

◎**奥利亚罗非鱼**
体侧扁，体色随年龄增加而加深，从青紫色带金色光彩，转为紫褐色。喉、胸部为灰色，腹白，体侧有暗横带9～10条。

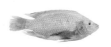

◎星洲红鱼

体色全红，分化有桃红、橘红、粉红及金黄色等，没有黑斑或极少黑斑。头小，背高体厚，个体大。

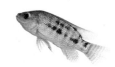

◎花鲷

体形与尼罗罗非鱼相近。椭圆形。体色淡黄，体表有数个大小不等的暗黑色圆斑。

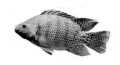

◎吉富鱼

吉富鱼是罗非鱼家系中最新的一个品种，它具有出肉率高，肉质丰满、细嫩，味道鲜美的特点。

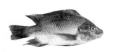

◎尼罗罗非鱼

体形似鲫鱼，体形侧扁，背鳍高，鳞大。体色为黄棕色，上半部较暗，下半部转亮，呈银白色。喉、胸部为白色。

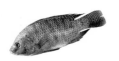

◎宝路吉富罗非鱼

生长速度快，雄性率高达99.8%，成活率高。成鱼规格均匀，肉质好，头小体长，背高肉厚，出肉率高。

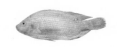

◎彩虹鲷

人工培育出的一种体色为红色的罗非鱼。颜色鲜艳，酷似海水真鲷。杂食性，生长速度快，耐低氧，适应能力强。

## 罗非鱼选购

❶观外形：新鲜罗非鱼鱼体光滑、整洁，无病斑，无鱼鳞脱落。眼睛略凸，眼球黑白分明。

❷看游动：用手轻轻触碰鱼身，新鲜的鱼一般都游于水的下层，游动状态正常，没有身斜、翻肚皮现象。

❸摸软硬：优质罗非鱼，肉质坚实但有弹性，手指压后凹陷，肌肉能立即恢复。

## 罗非鱼储存

❶蒙眼保鲜法：用打湿的纸贴在活鱼的眼睛上，可以让活鱼存活3小时。

❷冰箱冷藏法：宰杀，清洗干净后，擦干水分，用保鲜膜包好，放入冰箱冷藏，可保存两天。

❸冰箱冷冻法：宰杀，清洗干净后，擦干水分，用保鲜膜包好，放入冰箱冷冻，可长期保存。

## 罗非鱼清洗

◎从市场上买回的罗非鱼，如果未经店铺处理，或者店家处理得不太彻底，可在家自己采取剖腹法清理干净。

◎剖腹清洗法

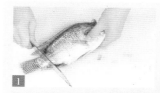

**1**

从鱼尾往头部方向将鱼鳞刮除，洗净。

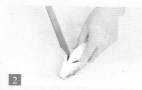

**2**

打开鳃壳，挖出鳃丝。

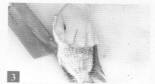

**3**

剖开鱼腹，摘除内脏，刮除腹内的黑膜，洗净。

## 罗非鱼切法

◎罗非鱼经过刀工处理后，烹饪入味，食用方便，好的造型还能增加食欲。罗非鱼常见的改刀方法有整鱼脱骨等。

◎整鱼脱骨

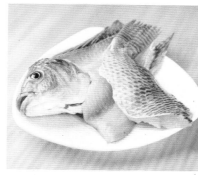

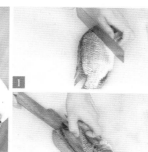

**1**

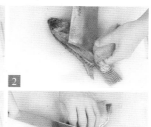

**2**

**3**

**4**

①取一条洗净的罗非鱼，在胸鳍下方位置划开一刀，深浅适度，不要切到脊骨。
②从背脊处切开鱼肉，片至鱼尾，不要切断。
③鱼身另一面也按照同样方法片开鱼肉。
④将两边片开的鱼肉在尾部切断即可。

# 鲮鱼

*Lingyu*

● 食用量 ●
每次约30克

盛产季节

| 1月 | 2月 | 3月 | 4月 | 5月 | 6月 | 7月 | 8月 | 9月 | 10月 | 11月 | 12月 |
|---|---|---|---|---|---|---|---|---|---|---|---|

4~6月

『鲮鱼简介』 鲮鱼为华南重要的经济鱼类之一。因其肉细嫩、味鲜美、产量大、单产率高、价格适中以及质量上乘而知名。

『营养成分』 含蛋白质，糖类，维生素A、维生素E，钙、镁、磷、硒等。

热量
**398**
千焦/100克

## 认识鲮鱼

『别名』
雪鲮、土鲮鱼、
鲮公、雪鱼、龄鱼

『性味归经』
性平，味甘，入肝、
肾、脾、胃四经

### 食 材 功 效

❶鲮鱼肉中含有硒，具有防癌抗癌的效果。

❷鲮鱼肉富含维生素A，可以帮助预防夜盲症和视力减退。

❸鲮鱼还具有健筋骨、活血行气、逐水利温的作用。

## 适 合 人 群

一般人群均可食用，尤其适合体虚者食用，但阴虚喘嗽者忌食。

## 烹 饪 指 南

❶鲮鱼的烹调方法以烧、炖为主。
❷鲮鱼肉也可制成罐头食品。

## 实 用 小 偏 方

❶鲮鱼与豆豉、油麦菜同炒，可以利尿、活血。
❷鲮鱼与豆豉、苦瓜同炒食，可以消炎。

## 鲮鱼的种类

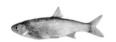

◎麦鲮
体呈梭形而略侧扁，有须2对，鳞片中等大。体色上部青灰色，腹部银白色，背鳍以外的其他各鳍均为赤红色。

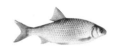

◎白鲮
又名土鲮、雪鲮。体呈梭形，略扁，头小，吻钝，口下位，有须1对。头背部青灰色，腹部银白色，尾柄长且尾叉深。

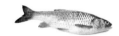

◎野鲮
又名泰国鲮。头部扁平短小，吻钝口下位，略呈弧状。唇边有一圈凸起的小肉瘤颗粒，须2对，鳞片中等大，体为青绿色。

## 鲮鱼选购

品质良好的鲮鱼，体形正常，头、身、尾无畸形，鱼身偏青色，鱼鳞有光泽。鳃鲜红，表皮及鱼鳞无脱落，无损伤痕迹。买活鱼时，建议看看鱼在水内的游动情况。

## 鲮鱼储存

将鱼宰杀，清洗干净后擦干水分，用保鲜膜包好，放入冰箱冷藏，可保存两天。如需更长时间储存，可放入冰箱冷冻层，但味道不如新鲜的好。

# 鳙鱼

*Yongyu*

● 食用量 ●
每次约100克

| 1月 | 2月 | 3月 | 4月 | 5月 | 6月 | 7月 | 8月 | 9月 | 10月 | 11月 | 12月 |
|---|---|---|---|---|---|---|---|---|---|---|---|
| | | | | 5、6月 | | | | | | | |

『鳙鱼简介』　鳙鱼是中国著名四大家鱼之一，在所有的江河湖泊中都有。它的形状像鲢鱼，颜色呈黑色，头大，味道不如鲢鱼好。

『营养成分』　含蛋白质，维生素C、维生素$B_2$，钙、磷、铁，磷脂等。

热量
**418**
千焦/100克

『别名』

大头鱼、胖头鱼、
黑鲢、花鲢

『性味归经』

性温，味甘，
归胃经

## 认识鳙鱼

### 食材功效

❶鳙鱼肉富含磷脂及脑垂体后叶素，可益智、助记忆、延缓衰老。

❷鳙鱼肉属于高蛋白、低脂肪、低胆固醇食品，对心血管系统有保护作用。

❸鳙鱼含有人体所需的鱼油，而鱼油中富含不饱和脂肪酸，可以起到改善大脑机能的作用。

一般人均可食用，尤其适合消化不良、久病体虚、慢性支气管炎、哮喘等患者。疮疖、肥胖、肾衰竭、肝性脑病、中风、痛风、肺结核、出血性疾病患者及大病初愈者不宜食用。

❶鳙鱼适用于烧、炖、清蒸、油浸等烹调方式，清蒸、油浸更能体现鳙鱼的鲜美。

❷鳙鱼头大且头含脂肪，胶质较多，故还可用来烹制"砂锅鱼头"。

❸鳙鱼鱼胆有毒，不能食用。

『番茄薯仔鱼尾汤』

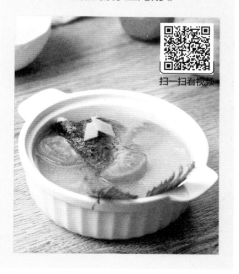

扫一扫看视频

## 鳙鱼的种类

◎江鳙鱼

江鳙鱼又叫长江鳙鱼，是长江中特有的鳙鱼品种，富含磷脂及改善记忆力的脑垂体后叶素，特别是脑髓含量很高，常食能暖胃、祛头眩、益智。

◎金鳙鱼

金鳙鱼鱼体侧扁，头极肥大。无须，下咽齿勺形，鳞小，颜色鲜艳，头部和鳍为金黄色，其余体表浅灰黄，故得"金鳙"之名。

## 鳙鱼选购

◎对于市售的鳙鱼，我们可以从外形、游动等方面来判定其是否新鲜。

❶观外形：新鲜鳙鱼鱼体光滑、整洁，无病斑，无鱼鳞脱落。眼睛略凸，眼球黑白分明，鳃丝鲜红。腹部无鼓胀、破损。

❷看游动：买活鱼时，建议看看鱼在水内的游动情况，新鲜的鱼一般都游于水的下层，游动状态正常，没有身斜现象。

## 鳙鱼储存

◎买回家的鱼，如果一次不能吃光，可以采取冰箱冷藏法来进行储存。将鳙鱼宰杀，清洗干净后擦干水分，用保鲜膜包好，放入冰箱冷藏，可保存两天。

## 鳙鱼清洗

◎从市场上买回的鳙鱼，如果未经店铺处理，可自己采取剖腹清洗法来清洗处理。

从尾部向头部刮去鳞片，挖出鱼鳃，用剪刀从口部至脐眼处剖开腹部，挖出内脏，刮去黑膜，用水冲洗干净即可。

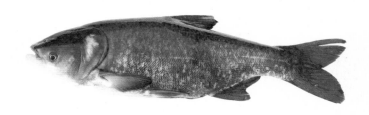

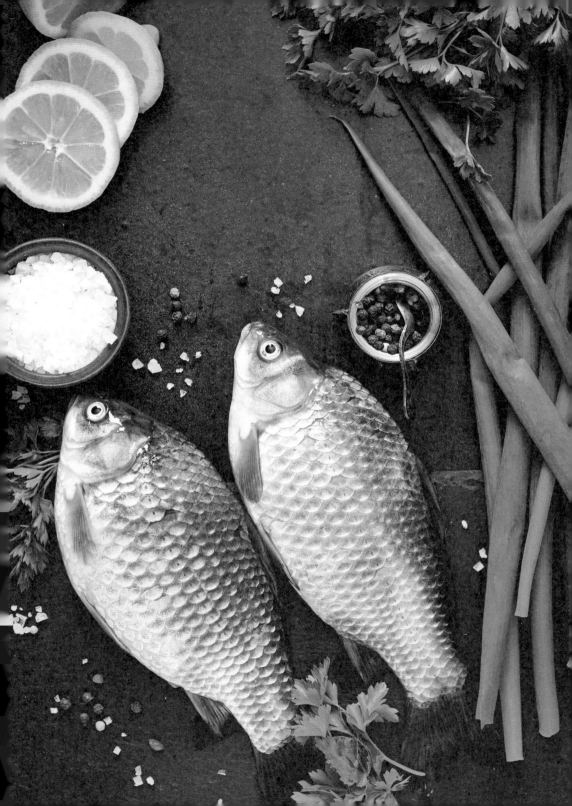

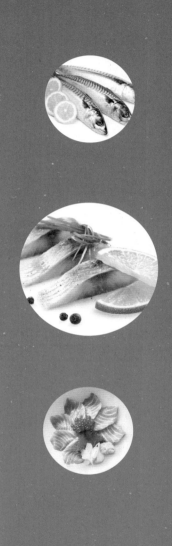

# PART 3

海 水 鱼 类

海水鱼也叫咸水鱼，

主要是指产自热带地区的海鱼，

它们色彩特别艳丽，形状奇特，

很多又兼具食用和药用价值。

那么，海水鱼具有什么样的特征呢？

# 黄鱼

*Huangyu*

**● 食用量 ●**
每次约100克

**盛产季节**

| 1月 | 2月 | 3月 | 4月 | 5月 | 6月 | 7月 | 8月 | 9月 | 10月 | 11月 | 12月 |
|---|---|---|---|---|---|---|---|---|---|---|---|

12月至次年2月

『黄鱼简介』 黄鱼属硬鳍类石首鱼科，又名黄花鱼、黄金龙、黄瓜鱼、石首鱼，肉质鲜嫩，营养丰富，是优质食用鱼种。

『营养成分』 含蛋白质，维生素A、烟酸、维生素B$_2$、维生素E，钙、磷、铁、硒等。

**热量 419 千焦/100克**

『别名』
黄花鱼、石首鱼

『性味归经』
性平，味咸、甘，
归肝、肾经

## 认识黄鱼

### 食材功效

❶黄鱼含有丰富的微量元素硒，能清除人体代谢产生的自由基，能延缓衰老，并对各种癌症有一定的防治功效。

❷黄鱼含有丰富的蛋白质、微量元素和维生素，对人体有很好的补益作用。对体质虚弱者和中老年人来说，食用黄鱼会收到很好的食疗效果。

一般人均可食用，尤其适合贫血、头晕及体虚等病症者，患哮喘、过敏等病症者不宜食用。

## 烹 饪 指 南

❶煎黄鱼时，先把锅烧热，再用油滑锅，当油烧至微冒轻烟时，油已达到八成热，这时放入鱼，不易粘锅。
❷煎黄鱼时最好擦干鱼身上的水分。
❸黄鱼作为普通的海鱼，可煎，可炸，也可蒸来食用。

## 美 味 菜 肴

『醋椒黄鱼』

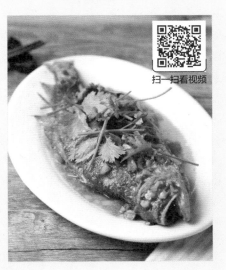

扫一扫看视频

## 实 用 小 偏 方

❶黄鱼鳔120克，放入锅内，加水用慢火炖一日，时时搅拌，防止烧焦，使之全部烧化，分作四日服用，一日2次，服时需加热。该方可治鼻及齿龈出血和出血性紫癜等症。
❷黄鱼鳔适量，用香油炸酥，研细，每次服5克，每日3次，用温开水送服。该方可用于食道癌、胃癌的辅助治疗。

# 黄鱼的种类

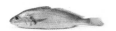

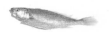

◎**大黄鱼**
体侧扁，背缘和腹缘广弧形，尾柄细长。背面和上侧面黄褐色，下侧面和腹面金黄色，背鳍及尾鳍灰黄色，胸鳍和腹鳍黄色，唇橘红色。头侧扁，大而尖钝，具发达黏液腔。吻钝尖，鳞片小。

◎**小黄鱼**
体形似大黄鱼，但头较长，眼较小，鳞片较大，尾柄短而宽。体长约20余厘米。体背灰褐色，腹部金黄色。其为近海底层结群性洄游鱼类，栖息于泥质或泥沙底质的海区。

## 黄鱼选购

◎对于市售的黄鱼，我们可以从外形、气味、软硬等方面来判定其是否新鲜。另外，对"滥鱼充数"的黄姑鱼，也要擦亮眼睛，加以辨别。

❶**观外形**：优质黄鱼鳞片完整有光泽，黏附鱼体紧密，不易脱落。眼球饱满，角膜透明清亮。鳃盖紧密，鳃丝鲜红。

❷**闻气味**：新鲜鱼有一种天然的腥味，不新鲜的鱼则有臭味或其他刺鼻的气味。

❸**试软硬**：新鲜黄鱼肉质坚实有弹性，手指压后凹陷，肌肉能立即恢复。不新鲜的黄鱼，肌肉稍松软，手指压后凹陷不能立即恢复。

❹**辨真伪**：需提防不法商贩用外观相似的经过染色的黄姑鱼冒充黄鱼，购买时不妨用卫生纸擦一下鱼身，纸上留下明显黄色的就是假的黄鱼。

## 黄鱼储存

◎将黄鱼内脏去除，清洗干净后，用保鲜膜包好，再放入冰箱冷冻保存，可保鲜一周。

◎从市场上买回的黄鱼，如果未经店铺处理，可自己采取剖腹清洗法、开背清洗法二种方法来处理。

◎剖腹清洗法

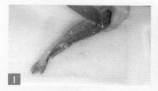

1 用刀刮除鱼鳞。

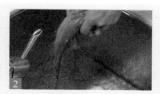

2 将黄鱼放在流水下，把鱼鳞冲洗干净。

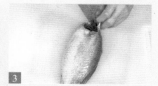

3 将鱼鳃的鳃丝挖去。

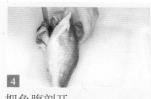

4 把鱼腹剖开。

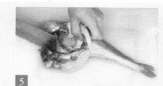

5 将黄鱼内脏和其他污物全部去除。

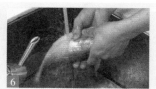

6 将黄鱼放在流水下冲洗干净即可。

◎开背清洗法

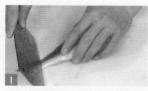

1 从尾部开始，刮去鱼鳞。

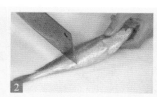

2 刮去腹部及胸部的鱼鳞。

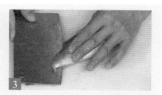

3 从尾部切一刀，刀口向背脊线方向倾斜。

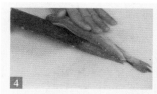

4 从切口开始，沿着背脊线将鱼剖开。

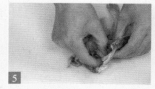

5 将鱼身撑开，清除内脏。

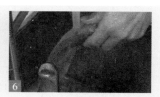

6 用清水冲洗干净即可。

◎黄鱼经过刀工处理后，烹饪易入味，夹取食用也方便。切大翻刀、切一字刀、切十字刀、切块、切片是较为常见的黄鱼改刀法。

## ◎切一字刀

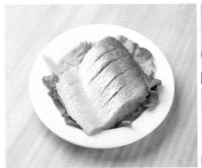

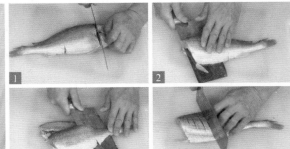

①取一条洗净的黄鱼，将鱼头切掉。
②用平刀将黄鱼从中间切成两部分。
③将一半鱼肉从鱼骨上片下来。
④在鱼肉上切一字刀，深度是鱼肉厚度的4/5即可。

## ◎切十字刀

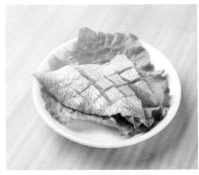

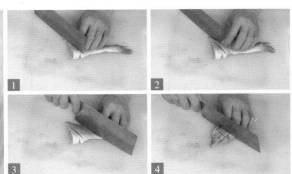

①取一块黄鱼，从一角开始，在鱼肉上剞一字刀。
②用直刀剞一字刀刀纹，深度是鱼肉厚度的4/5。
③在整块鱼肉上依次均匀地剞上一字刀。
④转一个角度，在一字刀上面再打一字刀即可。

## ◎切片

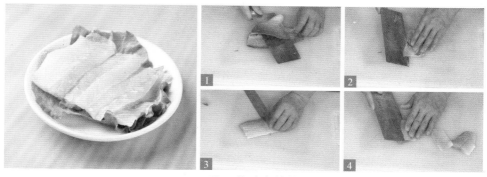

①取一块洗净的黄鱼，平刀从鱼骨处将鱼肉片下。
②将骨刺片去，将骨刺清理掉。
③把鱼肉切成两块。
④尾部的鱼肉切掉，用斜刀将鱼肉切成薄片即可。

## ◎切大翻刀

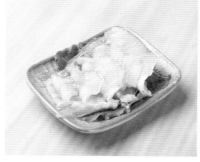

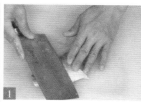
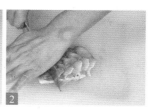

①取一块洗净的黄鱼，用斜刀在鱼肉上剁片。
②用斜刀剁片，深度是鱼肉厚度的4/5即可。

## ◎切块

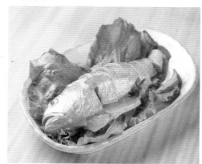

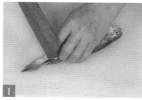
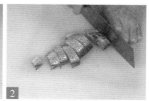

①取一条洗净的黄鱼，将尾部切除。
②从尾端开始垂直切块，切至鱼头处即可。

# 鲳鱼

*Changyu*

● 食用量 ●
每次约60克

| 盛产季节 | | | | | | | | | | | |
|---|---|---|---|---|---|---|---|---|---|---|---|
| 1月 | 2月 | 3月 | 4月 | 5月 | 6月 | 7月 | 8月 | 9月 | 10月 | 11月 | 12月 |
| 5～10月 | | | | | | | | | | | |

『别名』
银鲳、镜鱼、平鱼

『性味归经』
性平，味甘，
归胃经

『鲳鱼简介』　鲳鱼是一种身体扁平的海鱼，因其刺少肉嫩，故很受人们喜爱，主妇们也很乐意烹食。

『营养成分』　富含优质的蛋白质（特别含人体必需的氨基酸），不饱和脂肪酸，以及钙、磷、钾、镁和硒等。

热量
**556**
千焦/100克

## 认识鲳鱼

### 食 材 功 效

❶鲳鱼肉富含不饱和脂肪酸，有降低胆固醇的功效。

❷鲳鱼富含硒和镁，可预防冠状动脉硬化等心血管疾病，延缓机体衰老，预防癌症。

❸鲳鱼肉具有益气养血、柔筋利骨的功效，对消化不良、贫血、筋骨酸痛等有很好的辅助疗效。

一般人群均可食用，但有过敏性皮肤病的人不宜食用。

## 烹 饪 指 南

❶腹中鱼子有毒，能引发痢疾，烹饪前要将其去除。

❷鲳鱼洗净后，先用开水烫一下再烹调，可除去腥味。

❸鲳鱼不适合煮汤，其他像蒸、煎、烤、炸都可以。

❹鲳鱼与腌渍品、辛香料一起烹煮，可令美味大增。

## 美 味 菜 肴

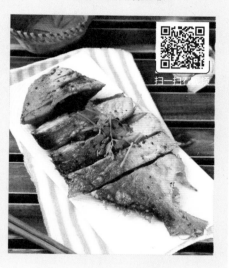

『孜然煎银鲳鱼』

扫一扫

## 鲳鱼的种类

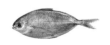

◎淡水白鲳
淡水白鲳也叫锯鲑，体色为银灰色，胸、腹、臀鳍呈红色，尾鳍边缘带黑色。

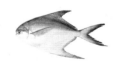

◎银鲳
体形稍长，无腹鳍，尾鳍叉形，下叶稍长于上叶；体被细小的圆鳞，颜色银白，故称银鲳。

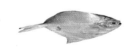

◎中国鲳
体侧扁，略呈菱形。口小。鳞片细小易脱落。体色黄褐，无腹鳍；背鳍与臀鳍宽大且对称，边缘为淡墨色；尾鳍凹形。

◎灰鲳
体呈菱形。背鳍和臀鳍显著延长，尾鳍分叉，下叶延长较多。背部青灰色，腹部灰白色，皆具银灰色光泽。

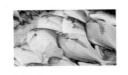

◎珍鲳
分布于西太平洋中国福建省海域，体长可达13.4厘米，可作为食用鱼。

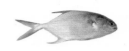

◎翎鲳
分布于西北太平洋的日本中部及中国东海海域，体长可达25.8厘米，栖息在沿海沙泥底质海域。

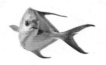

◎海湾低鳍鲳
分布于西大西洋的墨西哥湾海域，体长可达25厘米，栖息在沙泥底质的中底层海域，成群活动。

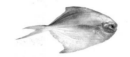

◎中间低鳍鲳
分布于东太平洋区墨西哥至秘鲁海域，体长可达25厘米，栖息环境从沿岸至大陆坡，可作为食用鱼。

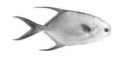

◎卵形低鳍鲳
分布于东太平洋加利福尼亚湾北部海域，体长可达20厘米，栖息在中底层海域。

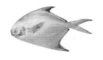

◎北方低鳍鲳
体高侧扁，呈椭圆形，吻短而钝，上颌尖。背鳍和臀鳍基部很长，两个鳍镰状，淡蓝色，上面绿色、银色，体长可达30厘米。

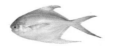

◎太平洋低鳍鲳
分布于东北太平洋区加拿大不列颠哥伦比亚省至墨西哥下加利福尼亚半岛海域，体长可达25厘米，栖息在沿岸沙底质海域。

◎史氏低鳍鲳
分布于东太平洋区加利福尼亚湾至秘鲁海域，体长可达30厘米，栖息在中底层水域，可作为食用鱼。

**◎三刺低鳍鲳**
身体椭圆形、侧扁，眼中型，吻短而钝，下颌较长，超出上颌。口小，牙齿小，背鳍、臀鳍的鳍基部很长。

**◎巴西真鲳**
分布于西南大西洋区巴西至阿根廷火地岛海域。本鱼体背部浅蓝色或绿色，腹部白色，体侧具有许多暗蓝色圆斑。

**◎星斑真鲳**
分布于东南太平洋区秘鲁到智利海域。本鱼体背部蓝绿色，腹部银白色，体背侧具有许多暗蓝色小细点。

## 鲳鱼选购

◎对于市售的鲳鱼，我们可以从外形、气味、弹性三方面来判定其是否新鲜及肉量。

❶**观外形**：新鲜的鲳鱼，鳞片完整，紧贴鱼身，鱼体坚挺，有光泽。眼球饱满，角膜透明。鳃丝呈紫红色或红色，清晰明亮。雌者体大，肉厚；雄者体小，肉薄。建议买雌鱼。

❷**闻气味**：新鲜的鲳鱼有鱼特有的腥味，不新鲜的鱼则有臭味或其他刺鼻的气味。

❸**试弹性**：肉质致密、手触弹性好的为新鲜鲳鱼，品质优良。质量差的肉质疏松，手触弹性差。

## 鲳鱼储存

◎买回家的鲳鱼，如果一次不能烹煮吃光，可以采取冰箱冷藏法、冰箱冷冻法、氽烫储存法、腌渍储存法等来进行储存。

❶**冰箱冷藏法**：将鱼宰杀，清洗干净后擦干水分，用保鲜膜包好，放入冰箱冷藏，一般可保存3~5天。

❷**冰箱冷冻法**：宰杀，清洗干净后，擦干水分，用保鲜膜包好，放入冰箱冷冻，可保存3个月，但味道不如新鲜的好。

❸**氽烫储存法**：将鲳鱼切成薄片之后，放到沸水中，稍微氽烫一下，冷却之后装好，放在冰箱冷藏室可保存1~3个月。

❹**腌渍储存法**：将鲳鱼洗净后，在鱼身上抹一些盐和料酒，腌渍一下，然后再放入冰箱冷藏，可保存3~4天。

## 鲳鱼清洗

◎从市场上买回的鲳鱼，如果未经店铺处理，可自己采取剖腹清洗法进行清洗。

### ◎剖腹清洗法

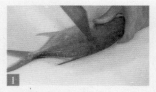 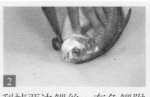 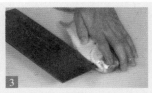

刮去鱼身两面的鳞片。

刮掉两边鳃丝，在鱼鳃附近纵切一道口子。

从切口开始划，将鱼腹划开，清理鱼腹，洗净。

## 鲳鱼切法

◎鲳鱼身体扁平，麒麟蒸的切法可使其易于烹饪入味。

### ◎麒麟蒸

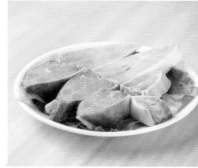 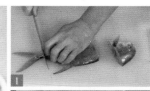 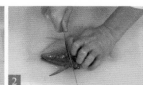

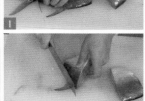 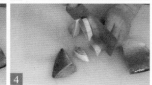

①取洗净剖好的鲳鱼一条，去头、尾。
②从鱼身中间切一刀，一分为二。
③将鱼鳍切掉。
④把鱼块从中间切开，一分为二，再切成均匀的小块即可。

# 鲅鱼

*Bayu*

● 食用量 ●
每次约40克

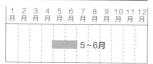

『鲅鱼简介』　鲅鱼分布于北太平洋西部，以中上层小鱼为食，夏秋季结群洄游，秋汛常成群索饵于沿岸岛屿及岩礁附近，为北方经济鱼之一。

『营养成分』　含蛋白质，脂肪，维生素A，磷、镁、钙等。

热量
**506**
千焦/100克

## 盛产季节

| 1月 | 2月 | 3月 | 4月 | 5月 | 6月 | 7月 | 8月 | 9月 | 10月 | 11月 | 12月 |
|---|---|---|---|---|---|---|---|---|---|---|---|
| | | | | | | | | | | | |

　5~6月

『别名』
尖头马加、马鲛鱼
巴鱼、燕鲅鱼

『性味归经』
性热，味甘，
归脾、肾经

## 认识鲅鱼

### 食材功效

❶鲅鱼富含维生素A，可以预防夜盲症及视力衰退。

❷鲅鱼肉富含钙，能强健骨骼，预防骨质疏松。

❸中医认为，鲅鱼有补气、平咳作用，对体弱咳喘者有一定疗效。

一般人群均可食用，但消化道疾病患者应忌食。

## 烹 饪 指 南

❶鲅鱼适宜红焖、清炖。

❷鲅鱼肉较厚，炖之前最好在鱼身上划几刀，以便更好地入味。

❸炖鱼时加些啤酒，有助于鱼脂肪分解，使鱼味更鲜美。

❹鲅鱼含脂肪较多，易生油烧现象（氧化反应），变质后还会产生鱼油毒，如不经处理，食后易中毒，须加注意。

## 实用小偏方

❶西红柿与鲅鱼炖汤，可以软化血管，改善动脉硬化症状。

❷鲅鱼与五花肉焖烧，可以调经止痛。

❸鲅鱼清蒸，适合哮喘、贫血的人食用，有很好的滋补效果。

❹鲅鱼炖汤，还具有提神和防衰老等食疗功能，常食对贫血、早衰、营养不良有一定辅助疗效。

## 鲅鱼的种类

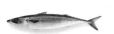

◎黄金鲅
因身体上有一条黄金一般的金线而得名，属鲅鱼种，肉质肥厚，可做生鱼片用。

◎台湾马鲅鱼
味美肉厚，可做刺身，在香港、南美等地很受欢迎。

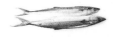

◎中华马鲛
体长而侧扁，呈纺锤形，尾柄细。头长大于体高，口大，牙尖利而大，排列稀疏。体被细小圆鳞，侧线呈不规则的波浪状。

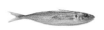

◎斑点马鲛
头及体背侧蓝黑色，腹部
银灰色。体侧沿侧线上下
具2~3行不规则黑色斑
点。两背鳍黑色，腹鳍、
臀鳍黄色，胸鳍淡黄色。

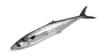

◎蓝点马鲛
体长而侧扁，体色银亮，
背具暗色条纹或黑蓝斑
点，口大，牙齿锋利。游
泳迅速，性情凶猛，一般
体长260~520毫米。

◎康氏马鲛
体长而侧扁，呈纺锤形，
尾柄细，头长大于体高。
口大，稍倾斜，牙尖利而
大，排列稀疏。

## 鲅鱼选购

❶观外形：新鲜鲅鱼以鱼身颜色呈蓝
绿色，鱼脊附近的颜色呈暗绿色为
佳。鱼眼睛发亮的为好，发暗、发红的
都不好。鳃色呈鲜红色，鳃丝完整。无
异物，肛门口不发红，不突出。

❷闻气味：新鲜鲅鱼应当有天然的鱼
腥味，不应有刺鼻的腥味和其他异常
气味。

❸试弹性：优质鲅鱼鱼身有弹性，用
手轻轻按压，凹陷的肌肉会很快恢
复。挤压腹部，无黄色液体出现。

## 鲅鱼储存

❶冰箱冷藏保存法：鱼的内脏最容易
腐坏，所以我们必须先将鲅鱼清洗干
净，然后按照烹饪需要，分割成鱼
头、鱼身和鱼尾等部分，抹干表面水
分，分别装入保鲜袋，入冰箱保存。
一般冷藏保存，必须两天之内食用。

❷冰箱冷冻保存法：清洗干净，然后
按照烹饪需要，分割成鱼头、鱼身和
鱼尾等部分，抹干表面水分，分别装
入保鲜袋，入冰箱冷冻保存，可保持
一个月不变质。

## 鲅鱼清洗

◎先用清水把鲅鱼外部的污物处理干净，再用剪刀从鱼腹下的肛门向上剪开，一
直剪到鱼口。把红色的鳃丝连同内脏一起扯出，丢掉。再把腹腔内部靠近鱼脊的
鱼血去掉，用清水冲洗干净即可。

# 带鱼

*Daiyu*

● 食用量 ●
每次约100克

| 盛产季节 | | | | | | | | | | | |
|---|---|---|---|---|---|---|---|---|---|---|---|
| 1月 | 2月 | 3月 | 4月 | 5月 | 6月 | 7月 | 8月 | 9月 | 10月 | 11月 | 12月 |
| | | | | | | | | | | 11、12月 | |

『别名』
刀鱼、裙带鱼、
牙带、白带鱼

『性味归经』
性温，味甘，
归肝、脾经

『带鱼简介』 带鱼肉多且细，脂肪较多且集中于体外层，味鲜美，刺较少。我国沿海均产，以东海产量最高，南海产量较低。

『营养成分』 含丰富蛋白质，脂肪，鸟嘌呤，镁、硒、钙、碘，维生素$B_1$、维生素$B_2$等。

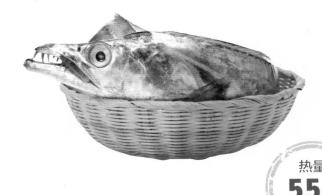

热量
**552**
千焦/100克

## 认识带鱼

### 食材功效

❶带鱼肉富含不饱和脂肪酸，能预防心血管疾病。

❷带鱼肉富含硒，有防癌抗癌的功效。

❸带鱼含DHA、EPA，有助于儿童脑部发育，可以提高智力。

❹带鱼肉中含有6－硫代鸟嘌呤，可以辅助治疗白血病。

一般人均可食用，尤其适合老人、儿童、孕产妇，以及气短乏力、久病体虚、血虚头晕、营养不良及皮肤干燥者。有疥疮、湿疹、皮肤过敏、红斑狼疮、淋巴结核、支气管炎、哮喘等病者，以及肥胖者不宜食用。

## 烹饪指南

❶带鱼适合红烧、清蒸、汤煮、油炸、干煎这几种烹饪方式。
❷煮带鱼汤时，先将鱼炸一下，不但能去腥，同时也能让鱼肉更耐煮。

## 实用小偏方

❶把带鱼蒸熟后取上层的油食用，可以缓解肝炎带来的不适。
❷鲜带鱼250克，木瓜250~500克（削皮挖瓤，切块），同煮汤，用食盐调味食用。此方有养阴、补虚、通乳作用，适用于妇女产后乳汁缺乏。
❸覆盖带鱼身体表面的一层银白色物质为油脂，这种油脂所含的不饱和脂肪酸比鱼肉还高，不要丢弃。

## 带鱼的种类

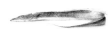

◎珠带鱼
分布于西北太平洋的日本海域，栖息在沿海，属肉食性。本鱼身体长，侧扁，并逐渐变细到一个点，无腹鳍、尾鳍。

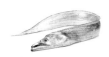

◎黄色背鳍带鱼
与普通带鱼相似，因其背鳍和眼睛为黄色，所以称之为黄色背鳍带鱼。

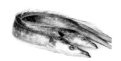

◎高鳍带鱼
体甚延长，侧扁，呈带状；尾略长，向后渐变细，末端呈细长鞭状。头窄长，头背面斜直或略突起，前端尖锐，吻尖长。

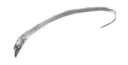

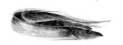

◎小带鱼

体甚侧扁，延长呈带状，背腹缘平直，向后渐细，呈鞭状。头狭长，侧扁，背面凸起，两侧平坦，吻端尖突。

◎沙带鱼

体长侧扁，呈带状。头狭吻尖，鼻孔小，下颌稍长于上颌，两颌牙强大，闭口时犬牙外露，犁骨、腭骨与舌均无牙。

◎中华拟窄颅带鱼

此品种头较短，上颌前端有大犬牙4～6个，下颌前端有犬牙1对，腹鳍退化呈二鳞片状凸起，臀鳍退化，无棘，体无鳞。

## 带鱼选购

◎市场上的带鱼，有鲜活的，也有冰鲜的。其中，鲜带鱼的选购，主要从外形、颜色、分量上来进行把关。

**❶看外形**：鱼体色暗无光泽，肉质松软萎缩者一般是劣质带鱼。看鱼体表面鳞的分布是否均匀，如果掉得比较多，说明倒腾的次数比较多，是重新包装的。看鳃是否鲜红，越鲜红就说明越新鲜。鱼肚有没有变软破损，发软破裂的就不新鲜。

**❷看颜色**：鱼身应呈灰白色或银灰色且有光泽，不能是黄色，黄色表明发生了脂肪氧化，不新鲜。

**❸掂分量**：质量好的带鱼，每条重量在0.5千克以上。质量差的带鱼，每条重量约0.25千克。

**❹看冰层**：冰层有保护鱼表白膜的作用。有的带鱼很便宜，但是附带的冰层重量跟鱼身相当，买着便宜，但吃起来不划算。还有就是没有冰层的，这种鱼价格高，但是可以看看它的白膜是否掉了很多，再决定购买与否。

## 带鱼储存

◎将带鱼清洗干净，擦干，剁成大块，抹上一些盐和料酒，再放到冰箱冷冻，这样就可以长时间保存，并且还能腌渍入味。建议用冰块封存，温度控制在-7～0℃，温度太低会破坏带鱼的营养结构，太高了冰块会融化。

◎带鱼是人们餐桌上很常见的一种海鲜，但是把带鱼买回家后如何清洗，似乎成了让不少食客头疼的难题。以下是简单、实用的两种清洗方法：

◎钢丝球清洗法

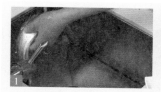

将带鱼用流水冲洗一遍。

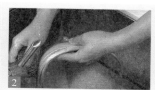

用钢丝球刮去身体表面的白色物质。

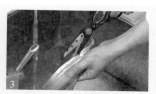

把鱼腹剪开，去除里面的内脏和黑膜。

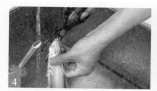

剪去带鱼的头部。

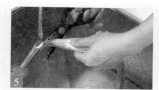

再剪去尾部。

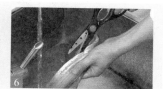

把鱼身放在流水下清洗干净即可。

◎冷热水清洗法

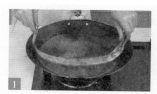

烧一锅开水，放入带鱼煮约45秒钟，捞出。

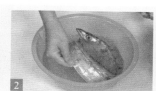

将带鱼放入装有清水的盆内，把白膜清理掉。

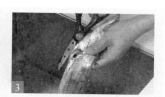

用剪刀剪开鱼肚，把里面的内脏和黑膜清理干净。

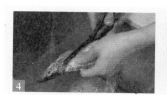

剪去带鱼的头部。

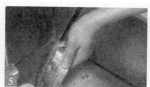

剪去鱼鳍。

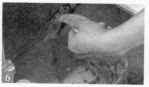

把带鱼冲洗一下即可。

◎带鱼身体扁而长，可供我们施展多样的刀工，如切网格刀、切一字刀、切块、切菱形块、切长段等。

### ◎切一字刀

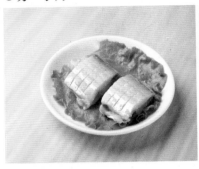

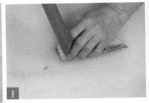

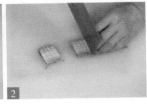

①取一块洗净的带鱼肉，从一端开始直切一字刀，刀距和下刀深浅尽量一致。
②把整个鱼块都划上这样的刀口。

### ◎切网格刀

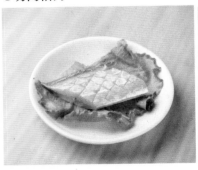

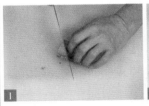

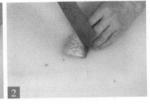

①取一块洗净的带鱼肉，从一角开始，斜切一字刀刀纹，刀距和下刀深浅尽量一致。
②切完后，转一个角度，按同样方法斜切多个一字刀，即成网格花刀。

## ◎切块

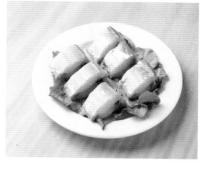

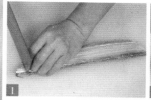

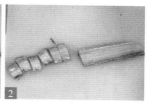

①取洗净的带鱼一条，将一端切整齐。
②选择合适的宽度，把整条带鱼依次均匀地切成块状即可。

## ◎切菱形块

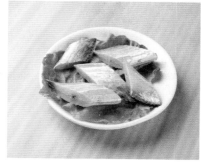

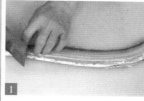

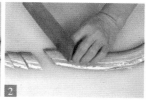

①取洗净的带鱼一条，从一端开始斜切成菱形块。
②尽量保持宽度一致，按照同样的切法把整条带鱼切完即可。

## ◎切长段

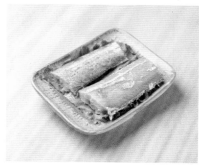

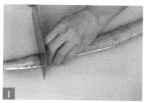

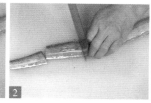

①取洗净的带鱼一条，从一端开始切。
②把整条带鱼切成均匀的长段，放入盘中即可。

# 石斑鱼

*Shibanyu*

● 食用量 ●
每次80~100克

| 盛产季节 | | | | | | | | | | | |
|---|---|---|---|---|---|---|---|---|---|---|---|
| 1月 | 2月 | 3月 | 4月 | 5月 | 6月 | 7月 | 8月 | 9月 | 10月 | 11月 | 12月 |
| | | | | | | | | | | 11、12月 | |

『别名』

石斑、鲙鱼、过鱼

『性味归经』

味甘，性平，
归脾、胃经

『石斑鱼简介』 石斑鱼为暖水性的大中型海产鱼类。营养丰富，肉质细嫩洁白，类似鸡肉，素有"海鸡肉"之称。

『营养成分』 蛋白质（特别是人体必需的氨基酸），维生素A、维生素D，钙、磷、钾。

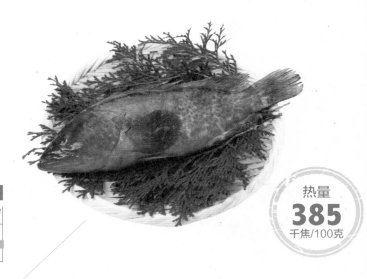

热量
**385**
千焦/100克

## 认识石斑鱼

### 食 材 功 效

❶石斑鱼肉中富含钙和维生素D，能预防骨质疏松。

❷石斑鱼的鱼皮胶质可促使上皮组织完整生长，促进胶原细胞合成。

❸石斑鱼含虾青素，还含一种重要物质，名叫二甲基砜（MSM），能促进合成有防衰老功能的抗氧化剂，所以石斑鱼有"美容护肤之鱼"的称号。

一般人群均可食用，但喝啤酒时不宜食用，感冒、痛风、烧伤者不适宜食用，痰湿体质者也最好不要食用。

## 烹 饪 指 南

❶石斑鱼常用来烧、爆、清蒸、炖汤，也可制成肉丸、肉馅。
❷做鱼丸时不要放太多配料，以免掩盖鱼肉的鲜味。用荸荠碎做配料，可以增加鱼丸的滑嫩感。

## 实用小偏方

❶石斑鱼以盐、姜、小葱、植物油蒸食，可以开胃。
❷石斑鱼与柠檬、黑椒盐煎食，有活血化瘀的功效。
❸石斑鱼肉焙干研粉，黄酒冲服，每次5克，每日3次，能缓解消化不良、痢疾、消渴、痞积、脱肛、小肠痛等症状。
❹石斑鱼适量，焙干研末，棉裹塞耳，可缓解百虫入耳。

# 石斑鱼的种类

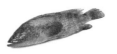

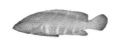

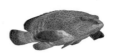

◎海红斑
海红斑头及身呈淡灰色、褐色，除下半身外，全身布满红色或橙色小点，身上有6条色较深的斜纹，背鳍边缘黄色或橙色。

◎东星斑
东星斑的色泽有蓝色、红色、褐色及黄色等，体形瘦长。身上布满白色的幼细花点，形似天上的星星，因而称为"星斑"。

◎西星斑
也叫蓝点石斑、莹点石斑，身上长着蓝色的点纹，外形美观，数量稀少，生活范围仅限于印度洋与太平洋交界的海域。

◎泰星斑

身体淡褐色或淡红色，身上有荧光蓝色斑点，体态优美。泰星斑的色泽有蓝色、红色、褐色及黄色等，生命力较强。

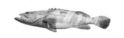

◎豹星斑

体呈白色，有黑色的斑纹，背鳍、胸鳍、尾鳍均为黄色，鳍上有很多小的斑点，鱼的下腭比上腭长。

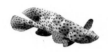

◎老鼠斑

也叫青斑、鳌鱼、驼背鲈。奶油色，黑色斑点布满全身，能迷惑敌人，保护自己。肉质细嫩，味道鲜美。

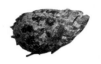

◎老虎斑

身体黄色或浅褐色，以金黄色最漂亮。有5块不规则的深褐色斑纹垂直排列，全身布满密集的细小褐色斑点，体长椭圆形。

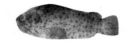

◎麻斑

身体深棕色，长满像芝麻粒般微赤的圆点。鱼体呈纺锤形，尾鳍后缘截平，背鳍软条部、臀鳍及尾鳍有单纯的白色。

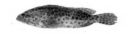

◎金钱斑

又叫花头梅、花狗斑，因身有六角形斑点而得名。体长椭圆形，侧扁而粗壮，头背部斜直，腹部在胸鳍前方具2条暗色带。

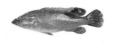

◎红瓜子斑

身体橙红色或黄褐色，有褐红色或深棕色小点布满全身，鱼肉雪白，肉厚且爽滑，鱼味浓郁，1.5千克以上容易有沙皮。

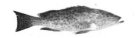

◎龙趸

也叫巨石斑鱼，它体呈长椭圆形，侧扁，口较大，头部、体侧及各鳍均散布着很多青黑色斑点，为大型名贵食用鱼类。

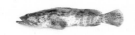

◎吻斑石斑鱼

体长椭圆形，侧扁而粗壮，头背部斜直。眼小，口大。头部及体侧色淡，满布小于瞳孔之六角形暗斑，斑间隔极狭而形成白线条。

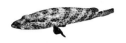

◎镶点石斑鱼

体长椭圆形，头较大，大于体高；头背部斜直；眶间区窄，中央微凹；眼较小，短于吻长；口大，腭骨和锄骨均具齿。

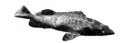

◎点列石斑鱼

体长椭圆形，侧扁而粗壮；头背部斜直；眼小，短于吻长；口大，头部及体侧褐色、红褐色或紫灰色，上有斑点。

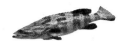

◎点带石斑鱼

此品种体长椭圆形，侧扁而粗壮。头部及体背侧黄褐色，腹侧淡白。头部、体侧及奇鳍散布许多橘褐色或红褐色小点。

## 石斑鱼选购

◎对于市售的石斑鱼，我们可以从外形、气味来判定其是否新鲜。

❶观外形：新鲜石斑鱼鱼体光滑、整洁，无病斑，无体表残破或不规则凹凸。眼睛略凸，眼球黑白分明，体表有光泽，腹部应当没有变软、破损。

❷闻气味：近距离闻一下，新鲜石斑鱼有天然的鱼腥味，不新鲜的鱼则有臭味。

## 石斑鱼储存

◎买回家的石斑鱼，如果不能吃光，可以采取冰箱冷藏法、冰箱冷冻法来储存。

❶冰箱冷藏法：整鱼宰杀，去掉内脏，洗净沥干后，用食品袋包装好，放入冰箱冷藏，可保存3天。

❷冰箱冷冻法：宰杀，去掉内脏，洗净沥干后，用保鲜袋或塑料食品袋包装好，放入冰箱冷冻，可保存数月。

## 石斑鱼清洗

◎从市场上买回的石斑鱼，如果未经店铺处理，可自己采取一种简单的清洗法即剖腹清洗法。

剖腹清洗法：从尾部向头部刮去鳞片，挖出鱼鳃，用剪刀从口部至脐眼处剖开腹部，挖出内脏，用水冲洗干净。腹部的黑膜用刀刮一刮，用盐涂抹鱼身和内膛片刻，再清洗干净即可。

# 鲑鱼

*Guiyu*

『鲑鱼简介』 鲑鱼是一种生长在加拿大、挪威、日本和俄罗斯等高纬度地区的冷水鱼类，是西餐较常用的鱼类原料之一。

『营养成分』 蛋白质，脂肪，维生素A、维生素D、维生素$B_6$、维生素$B_{12}$、维生素E，钙、磷、铁等。

● 食用量 ●
每次60~80克

热量
**954**
千焦/100克

### 盛产季节

| 1月 | 2月 | 3月 | 4月 | 5月 | 6月 | 7月 | 8月 | 9月 | 10月 | 11月 | 12月 |
|---|---|---|---|---|---|---|---|---|---|---|---|
| | | | | | 全年 | | | | | | |

『别名』
三文鱼、北鳟鱼、大麻哈鱼、罗锅鱼

『性味归经』
性平，味甘，
归肝、肾经

## 认识鲑鱼

### 食材功效

❶鲑鱼富含Ω-3脂肪酸，可以预防动脉粥样硬化。

❷富含维生素E，有助孕的效果，可促进血液循环。

❸鲑鱼富含钙和维生素D，能预防骨质疏松。

❹富含DHA、EPA，可活化脑部；含有泛酸，可改善类风湿性关节炎。

一般人群均可食用，但过敏体质、痛风患者慎食。

## 烹 饪 指 南

❶鲑鱼不需烹调得特别熟烂，烧至七八分熟即可，这样味道鲜美，腥味去除，也保留了营养素。

❷冷冻的鲑鱼，烹煮前放在冷藏库中慢慢解冻，不要放在室温下或用热水解冻，以免鲜味流失。

### 实用小偏方

❶鲑鱼与香菇、洋葱蒸食，可以利尿消石。

❷鲑鱼与柠檬、南豆腐煮汤食用，可以消炎、润肺。

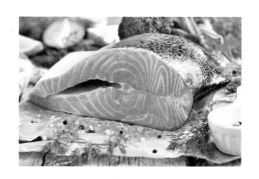

## 鲑鱼的种类

◎北极鲑
此品种又叫北极红点鲑鱼，身体颜色呈青绿色，腹部呈白色，并且布满小的白色斑点，背鳍上也有斑点，胸鳍为红色。

◎白鲑
身体呈梭形，嘴小无牙，尾巴分叉略呈"W"形。上身呈橄榄色，腹部呈白色。成年体重可达0.9～2.3千克。

◎多丽鲑
也叫花膏红点鲑鱼，头小，吻大，颜色为土黄色，背部以及鳃盖上面均有灰色斑点，腹部斑点较少。

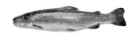

◎牛头鲑

也叫红点鲑、三纹鲑，颜色呈青绿色，身上布满黄色斑点，腹部斑点较少，接近腹鳍的地方皮肤颜色为白色，背鳍上有斑纹。

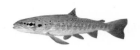

◎七彩鲑

兼有暗绿大理石色，带蓝色光环的红点分布于体侧，臀鳍凹凸，尾部笔直或带个浅的凹痕。可变色，但通常背部呈绿色或褐色，并带有大理石花纹蔓延到背鳍。

## 鲑鱼选购

❶观外形：新鲜的鲑鱼具备一层完整无损、带有鲜银色的鱼鳞。眼睛清亮，瞳孔颜色很深而且闪亮。整条购买时，建议买重约4千克的雄鲑鱼。

❷看颜色：新鲜的鲑鱼外表透亮有光泽，鱼肉呈鲜艳的橙红色。如果是买原条鲑鱼的话，新鲜的鲑鱼鱼鳃是鲜红的，而不新鲜的鲑鱼是会发黑的。

## 鲑鱼储存

❶冰箱冷藏法：放在0～4℃的冰箱中保存，再次食用前取出即可。

❷冰箱速冻法：可以保存在-20℃的冰柜里。要烹煮之前，将鲑鱼放在冷藏库中慢慢解冻，不要在室温下或用热水解冻，以免流失鲜味，影响肉质。

## 鲑鱼清洗

◎鲑鱼清洗有独特的方法，随意清洗容易改变鱼的味道。具体来说，有2种不同的清洗方法。

❶纯净水冲洗法：从超市买回的鲑鱼，可以用纯净水进行冲洗，然后沥干即可。

❷剖腹清洗法：从尾部向头部刮去鳞片，挖出鱼鳃，用剪刀从口部至脐眼处剖开腹部，挖出内脏，用纯净水冲洗干净即可。

# 金枪鱼

*Jinqiangyu*

● 食用量 ●
每次50～100克

盛产季节

| 1月 | 2月 | 3月 | 4月 | 5月 | 6月 | 7月 | 8月 | 9月 | 10月 | 11月 | 12月 |
|---|---|---|---|---|---|---|---|---|---|---|---|
| | | | 4～6月，10～12月 | | | | | | | | |

『别名』

鲔鱼、吞拿鱼

『性味归经』

性平，味甘，
归肝、肾经

『金枪鱼简介』 金枪鱼是一种大型远洋性重要商品食用鱼。游泳速度快，平均时速为60～80千米。它是一种很受欢迎的海产，经济价值高。

『营养成分』 含蛋白质，脂肪，钙、磷、铁，维生素$B_{12}$、维生素D，牛磺酸等。

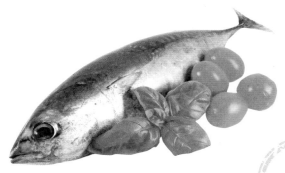

热量
**452**
千焦/100克

## 认识金枪鱼

### 食材功效

❶金枪鱼肉富含不饱和脂肪酸，能降低胆固醇，预防心血管疾病。
❷金枪鱼肉中的DHA含量居所有鱼类之首，还富含EPA和牛磺酸，可健脑益智。
❸金枪鱼富含铁和维生素$B_{12}$，经常食用，能预防贫血。

❹金枪鱼富含钙和维生素D，能强健骨骼。

❺金枪鱼含有丰富的酪氨酸，有助于大脑的神经递质的形成，使人注意力集中，促进大脑发育。

## 适合人群

一般人群均可食用，肝硬化患者忌食。

## 烹饪指南

生吃最好，烤、煎、红烧都可以，不宜加热过长时间。

### 实用小偏方

❶金枪鱼与紫菜、鸡蛋炖汤，服食，可以抗过敏。

❷金枪鱼用酱油、葱、柿子椒清蒸，可以美容瘦身、补钙。

❸金枪鱼肉低脂肪、低热量，还含有优质的蛋白质和其他营养素，可以作为减肥食材。

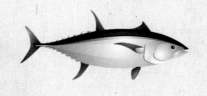

## 金枪鱼的种类

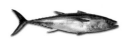

◎蓝鳍金枪鱼

分布于全球各大洋热带至温带海域，体长可达225厘米。具黄色小鳍及银白色斑或带，是珍贵的游钓种类。

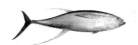

◎黄鳍金枪鱼

大的可达2米长，重100千克以上，鳍呈黄色，体形呈瘦流线型。

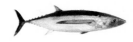

◎长鳍金枪鱼

是金枪鱼种类中体形较小的一种，体长为1米左右，胸鳍特别长，体侧具蓝色闪光条纹。肉近白色，多水分，肉质柔软。

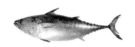 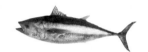 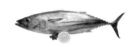

◎马苏金枪鱼

成体的马苏金枪鱼鱼体可达到2米长，重可达到150千克以上。分布在澳大利亚、新西兰和南非开普敦外海等水温较低的海域。

◎大眼金枪鱼

又名肥壮金枪鱼。体纺锤形，肥满粗壮，体前中部为亚圆筒状。尾柄短，头部圆大，吻短，眼大。口中等大，上颌骨平直。

◎鲣鱼

鲣鱼全长1米，身体为纺锤形，粗壮，无鳞，体表光滑，尾鳍非常发达。主要特征是体侧腹部有数条纵向暗色条纹。

## 金枪鱼选购

◎我们平时看到、吃到的金枪鱼，分为冰鲜、超低温及一氧化碳（CO）金枪鱼三种，以冰鲜金枪鱼为最佳，超低温金枪鱼次之，CO金枪鱼为最差。那么，如何辨别这三种质量的金枪鱼呢？

❶看色泽：冰鲜金枪鱼呈暗红色或褐色，且颜色天然不均匀，背部较深，腹部较浅；超低温金枪鱼颜色较暗，光泽度次之；CO金枪鱼肉呈粉红色，颜色均匀无光。

❷品口感：冰鲜金枪鱼口感清爽、不油腻，肉质有弹性，吃到口中会有余香；一氧化碳金枪鱼吃起来无味，肉质干黏；超低温金枪鱼则介于两者之间。

## 金枪鱼储存

◎金枪鱼制品（生鱼块和生鱼片）在食用前可于家用冷柜-18℃的环境中保存30天左右，鲜度、肉质和色泽等指标均保持不变。

## 金枪鱼清洗

◎金枪鱼体形较大，捕捞上船之后，要在第一时间进行放血、去内脏、去鳃、冲洗等处理环节，紧接着便是去鳍、擦洗和速冻。

# 鲈鱼

*Luyu*

● 食用量 ●
每次约100克

『鲈鱼简介』 鲈鱼为"四大名鱼"之一，主要分布于中国、朝鲜及日本。中国沿海均有分布。鲈鱼喜栖息于河口，亦可上溯江河淡水区。

『营养成分』 含蛋白质，脂肪，钙、磷、铁、铜，维生素A、维生素$B_1$、维生素$B_2$、维生素D等。

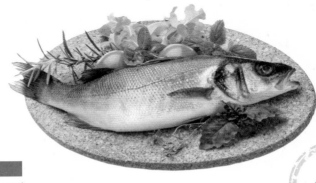

热量
**439**
千焦/100克

| 盛产季节 | | | | | | | | | | | |
|---|---|---|---|---|---|---|---|---|---|---|---|
| 1月 | 2月 | 3月 | 4月 | 5月 | 6月 | 7月 | 8月 | 9月 | 10月 | 11月 | 12月 |
| | | | | | 11月至次年1月 | | | | | | |

『别名』
四鳃鱼、花鲈、鲈板

『性味归经』
性平，味甘、淡，
归脾、胃、肝经

## 认识鲈鱼

### 食材功效

❶鲈鱼肉富含不饱和脂肪酸，有助于预防和缓解心血管疾病。

❷鲈鱼肉富含维生素D，可预防骨质疏松。

❸中医认为，鲈鱼肉能益肾安胎、健脾补气，可治胎动不安、生产少乳等症。

## 适合人群

一般人均可食用，尤其适合贫血头晕、慢性肾炎、习惯性流产、女性妊娠水肿、胎动不安、产后乳汁缺乏者，皮肤病、疮肿患者不宜食用。

## 烹饪指南

❶鲈鱼有多种烹饪方法，常见的有红烧、清蒸或做羹、汤，亦可腌制之后食用。

❷蒸鱼时，先把水煮沸再蒸制，内部鲜汁不易外流，鱼肉更鲜美。

### 实用小偏方

❶鲈鱼1条，去内脏及鳞，加葱、生姜，久煎极熟，食肉饮汁，每日1次，可治消化不良。

❷鲈鱼鳃不洗晒干，水煎服；或焙黄研末开水冲服，每次用鳃1个，每日2次，治小儿百日咳。

❸鲈鱼1尾，参须30克，姜片、红枣、米酒适量，一起炖食，主治咳嗽吐血、口渴。

❹黄芪20克加鲈鱼1条，一起煮汤食用，可补气养血，还可以提高机体免疫功能和抵抗力。

## 鲈鱼的种类

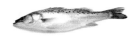

◎花鲈

花鲈体长，侧扁，背腹面皆钝圆。头中等大，略尖。吻尖，口大。前鳃盖骨的后缘有细锯齿，其后角下缘有3根大刺，后鳃盖骨后端具1根刺。体侧上部及背鳍有黑色斑点。

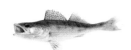

◎加州鲈鱼

体延长而侧扁，稍呈纺锤形，横切面为椭圆形。全身披灰银白或淡黄色细密鳞片，但背脊一线颜色较深，常呈青绿色或淡黑色，同时沿侧线附近常有黑色斑纹。腹部灰白。

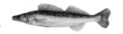

◎松江鲈鱼

嘴大，体长，银灰色，背部和背鳍上有小黑斑，栖于近海，也入淡水，平时以鱼虾等为食，肉质鲜美。是国内最有名的鲈鱼品种。

◎条纹鲈

又称银花鱼，原产于美国。其个体大，鱼身呈银灰色，有明显的排列整齐的条纹斑，腹部颜色呈银白色，斑点较少。

## 鲈鱼选购

◎鲈鱼的选购，需要从外形、尾色、软硬、重量四个方面来进行把关。

❶**看外形**：鲈鱼颜色以鱼身偏青色，鱼鳞有光泽、透亮的为好。鳃丝呈鲜红色，表皮及鱼鳞无脱落才是新鲜的。鱼眼要清澈透明不混浊，无损伤痕迹。

❷**看尾色**：不要买尾巴呈红色的鲈鱼，因为尾巴是红色表明鱼身体有损伤，买回家后很快就会死掉。

❸**摸软硬**：鱼体以溜长带点圆润的为好。若发现鱼腹太胀，说明商家在卖鱼前给鱼儿喂了过多饲料，买回家后鱼儿会很快死掉。用手指按一下鱼身，富有弹性就表示鱼体较新鲜。

❹**比重量**：以单条体重750克为宜，太小没多少肉，生长的日子不够；太大则表明肉质变粗糙了。

## 鲈鱼储存

◎鲈鱼一般使用低温保鲜法，如果一次吃不完，可以放入冰箱保存。

❶**冰箱冷藏法**：去除内脏，清洗干净，擦干水分，用保鲜膜包好，放入冰箱冷藏，需在2天内食用。

❷**冰箱冷冻法**：去除内脏，清洗干净，擦干水分，用保鲜膜包好，放入冰箱冷冻，则可长期保存，但味道不如新鲜的好。

## 鲈鱼清洗

◎从市场上买回的鲈鱼，如果未经店铺处理，可自己采取剖腹清洗和夹鳃清洗两种方法进行清洗处理。

◎剖腹清洗法

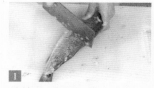

1 逆着鱼鳞生长的方向，刮去鱼鳞。

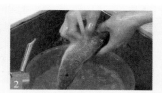

2 将鲈鱼放在流水下，将鱼鳞冲洗干净。

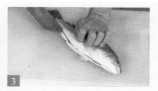

3 把鱼腹剖开。

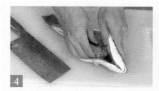

4 将内脏取出。

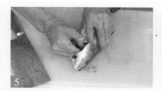

5 把鳃丝清除掉。

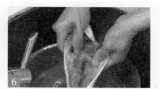

6 将鲈鱼放在流水下冲洗，沥干备用即可。

◎夹鳃清洗法

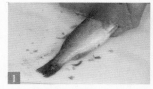

1 将鱼鳞去除。

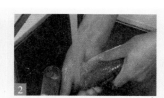

2 把鱼放在水龙头下，将鱼鳞冲洗干净。

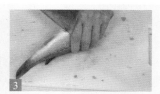

3 在腹鳍上方横切一刀。

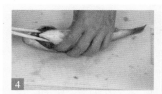

4 将两根筷子由鳃口伸入鱼腹中。

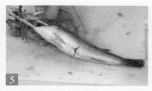

5 转动筷子朝外拉动，把鳃丝和内脏一起绞出。

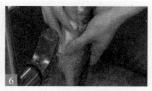

6 将鱼放在水龙头下冲洗干净即可。

◎鲈鱼经过刀工处理后，烹饪易入味，食用起来也方便。鲈鱼可以切一字刀、瓦块、片、条、丁等。

◎切薄片

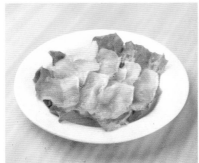

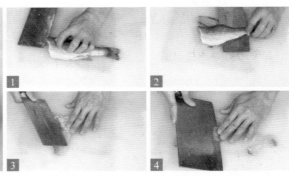

①取一块洗净的鱼肉，用平刀片开鱼骨。
②整块鱼肉从鱼骨上片下来。
③把骨刺移除。
④用平刀从鱼肉的一端开始切薄片即可。

◎切蝴蝶片

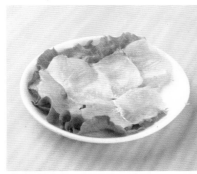

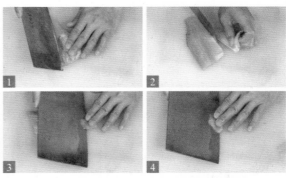

①取鱼肉，用平刀将骨刺片开，切除骨刺。
②用平刀沿着鱼肉一端切薄片，不要切断鱼皮。
③用平刀继续片，切断鱼皮，相连薄片即蝴蝶片。
④按此方法，将整块鱼都切成均匀的蝴蝶片即可。

## ◎切瓦块

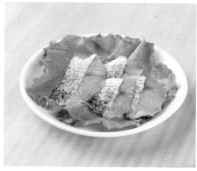

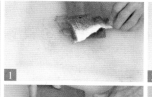 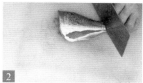

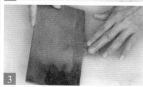 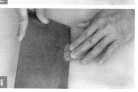

①取一段鲈鱼肉，用平刀从脊骨处将鱼肉切开。
②将尾部切除。
③沿着鲈鱼肉的一端用斜刀切下去。
④下刀要深，切断。依此把整段鱼肉切完即可。

## ◎切一字刀

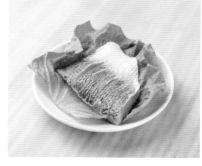

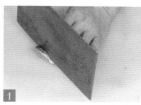 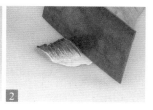

①取一块洗净的鲈鱼肉，从边缘处开始改刀。
②在鱼肉上切上刀距和深浅一致的一字刀即可。

## ◎切条

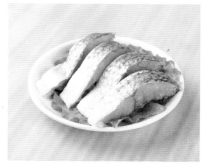

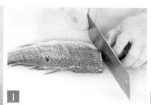 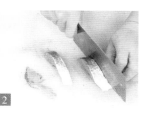

①取洗净的鲈鱼的一半，将头切掉。
②将鱼鳍切除，鱼肉切成均匀的条状即可。

# 秋刀鱼

*Qiudaoyu*

● 食用量 ●
每次约100克

『别名』

竹刀鱼

『性味归经』

性平，味甘，
归脾、胃经

『秋刀鱼简介』 日本最平民化的鱼种，到了秋天，家家
户户几乎都会传出烤秋刀鱼的香味。它
最常见的料理方式就是直接炭烤。

『营养成分』 含有蛋白质，EPA、DHA，维生素A、
维生素E、维生素$B_{12}$，铁、镁等。

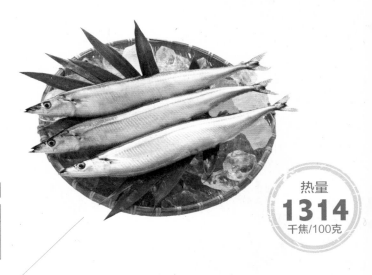

热量
**1314**
千焦/100克

## 认识秋刀鱼

### 食材功效

❶秋刀鱼肉富含DHA、EPA，有助于脑部发育，预防
记忆衰退。

❷秋刀鱼肉含铁、镁，能预防动脉粥样硬化。

❸秋刀鱼富含维生素A，可以强化视力，对学生和长
期伏案工作的白领比较适合。

❹鱼肉富含维生素$B_{12}$，有预防贫血的效果。

## 适合人群

一般人群均可食用，但是肝硬化患者忌食。

## 烹饪指南

❶煎秋刀鱼时，最好只煎鱼肉的一面，如果煎鱼皮的一面，鱼皮会因容易粘锅而影响美观。

❷焖煮秋刀鱼时，中途要揭盖铲松，避免它粘锅烧煳。

❸做秋刀鱼的过程中，酱油和鲍汁已经够味，不需要放盐，否则会过咸。

❹秋刀鱼装碟时，可撒上炒过的白芝麻，或者挤点新鲜的柠檬汁提味。

## 实用小偏方

❶秋刀鱼与西红柿一起炖汤，服食，有祛斑的效果。

❷秋刀鱼700克，用白酒10毫升、胡椒粉2克、盐适量烤食，可以降血压。

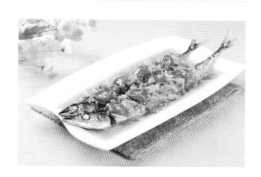

## 秋刀鱼的种类

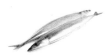

◎大吻秋刀鱼

体形细圆，棒状。背鳍后有五六个小鳍，臀鳍后有六七个小鳍。体背部深蓝色，腹部银灰色，吻厚，吻端与尾柄后部略带黄色。牙细弱。

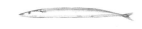

◎竹刀鱼

本鱼体延长而纤细，侧扁。两腭向前延伸。短喙状，下腭较上腭突出。体被细圆鳞。侧线下位，近腹缘。体背部及侧上方为暗灰青色，腹侧面银白色，体侧中央具一银蓝色纵带。

## 秋刀鱼选购

◎对于市售的秋刀鱼，我们可以从外形、气味来判定其是否新鲜。

**❶观外形**：品质良好的秋刀鱼，形如弯刀，弧度美妙，鱼嘴锋利。鳞片泛着青色，有光泽。如果鱼身胀大，则多为即将变质或已经变质的鱼。

**❷闻气味**：凑近闻，新鲜秋刀鱼有极淡的腥味。不新鲜的鱼则有臭味或其他刺鼻的气味。

## 秋刀鱼储存

◎买回家的秋刀鱼，如果一次不能吃光，可以采取冰箱冷藏法、冰箱冷冻法来进行储存。

**❶冰箱冷藏法**：用保鲜膜包好，放在冰箱冷藏室里，2天内尽快烹饪。

**❷冰箱冷冻法**：用保鲜膜包好，放在冰箱冷冻室里，则可以保存3个月甚至更久。

## 秋刀鱼清洗

◎从市场上买回的秋刀鱼，如果未经店铺处理，可自己采取剖腹法来清洗处理。

◎剖腹清洗法

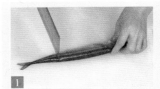
1 沿着从尾至头的方向将鱼鳞刮除，冲洗干净。

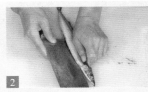
2 剖开鱼腹。

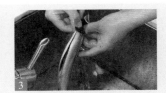
3 将鳃壳打开。

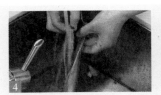
4 摘除鱼的内脏。

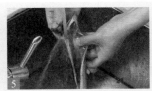
5 把鱼鳃里的东西挖出，将腹壁的黑膜冲洗掉。

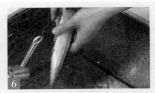
6 将鱼肉冲洗干净，沥干水分即可。

# 秋刀鱼切法

◎秋刀鱼经过刀工处理后，烹饪易入味，食用也方便。常用的改刀法有切一字刀、切段等。

## ◎斜切一字刀

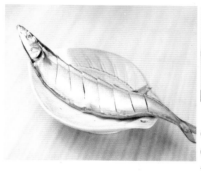 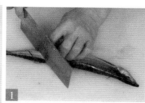 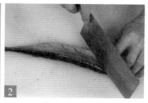

①取一条秋刀鱼，从尾部开始斜切一字刀纹。
②尽量保持刀距和深浅一致。在整条秋刀鱼的两面都打上这样的刀纹即可。

## ◎直切一字刀

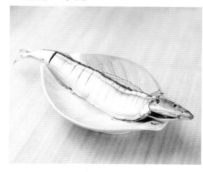 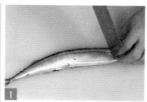 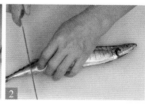

①取一条秋刀鱼，从鱼鳃下方开始直切一字刀。
②尽量保持刀距和深浅一致。在秋刀鱼的两面都划上这样的刀纹即可。

# 鳕鱼

*Xueyu*

● 食用量 ●
每次150~200克

**盛产季节**

| 1月 | 2月 | 3月 | 4月 | 5月 | 6月 | 7月 | 8月 | 9月 | 10月 | 11月 | 12月 |
|---|---|---|---|---|---|---|---|---|---|---|---|

12月至次年2月

『别名』
明太鱼、大口鱼、
大头青、大头腥

『性味归经』
性平，味甘，
归肝、肠经

『鳕鱼简介』 鳕鱼是主要的食用鱼类之一，原产于从北欧至加拿大及美国东部的北大西洋寒冷水域，具有重要的经济价值。

『营养成分』 含蛋白质，钙、磷、镁、铁，维生素A、维生素D、维生素$B_1$、维生素$B_2$、维生素C、维生素E等。

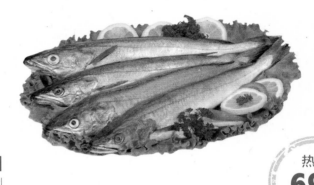

**热量**
**695**
千焦/100克

## 认识鳕鱼

### 食 材 功 效

❶鳕鱼肉富含不饱和脂肪酸，能降低胆固醇，预防心血管疾病。

❷鱼肉中含有丰富的镁元素，对心血管系统有很好的保护作用，有利于预防高血压、心肌梗死等疾病。

❸鳕鱼含有儿童发育所必需的各种氨基酸，构成很合理，又容易被人体消化吸收，能促进儿童的生长发育。

一般人群均可食用，痛风、尿酸过高患者忌食。

## 烹 饪 指 南

❶鳕鱼肉以清蒸、红烧、油炸、盐渍的较多。

❷鳕鱼肉很细嫩，不宜用大火烹调。

❸尽量挑选新鲜的鳕鱼，如果是冰冻的鳕鱼，烹调前请使其自然解冻，切勿放入水中、微波炉中解冻。

❹蒸鱼时，先把水煮沸再蒸制，内部鲜汁不易外流，鱼肉更鲜美。

## 实 用 小 偏 方

❶鳕鱼去内脏，洗净，如常法烹熟或煮以汤服食，可以缓解糖尿病症状。

❷鳕鱼晒干适量，研末，用水调敷，可治跌打骨折、外伤出血。

❸鳕鱼加水煮食，适量食用，可缓解便秘。

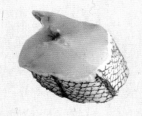

## 鳕鱼的种类

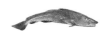

◎大西洋鳕鱼
上颌隆突，并且体色多变，背侧及体上部的色彩由褐色渐变为绿色或灰色，腹部淡化成灰白色，腹膜银色。

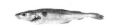

◎黑线鳕
显著特征为侧线呈黑色而不是淡色，各肩突处具一明显黑斑。体上部灰色或淡褐色，腹侧色淡。

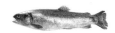

◎蓝鳕
本鱼背鳍3个，臀鳍2个。背部蓝灰色，腹部白色，胸鳍基部有一黑点。体长可达50厘米，栖息在大陆棚及大陆坡，喜群游。

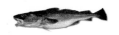

◎绿青鳕

分布于格陵兰西南部至美国北卡罗来纳州海域。本鱼背鳍3个，臀鳍2个。下巴触须小，侧线连续。体背部棕绿色，腹部及侧线白色。

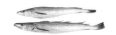

◎牙鳕

产于欧洲水域，尤以北海为多。肉食性，具3背鳍、2臀鳍。颌须小或无，银白色，胸鳍根部附近有一明显黑斑。

◎狭鳕

又名明太鱼，身体长形，后部侧扁，眼侧上位。眼间隔小于眼径。口大，前位，斜形。体背侧橄榄色，腹侧银色。

## 鳕鱼选购

◎市面上的鳕鱼其实很多都是由油鱼冒充的。那么，该如何辨别鳕鱼块与油鱼块呢？

❶**看切面**：鳕鱼卖的基本都是冷冻切片，鳕鱼肉色洁白，肉上面没有特别粗和特别明显的红线。油鱼切面中间会有一条淡黄或淡红色的线条。

❷**看颜色**：鳕鱼段的皮发白或灰白，色淡，肉质细腻。油鱼的皮为灰黑。

## 鳕鱼储存

◎鳕鱼保存时，把盐撒在鱼肉上，然后用保鲜膜包起来，放入冰箱冷冻室，这样不仅可以去腥，抑制细菌繁殖，而且能增添鳕鱼的美味，可以保存3个月。

## 鳕鱼清洗

◎鳕鱼整鱼可以用普通的清洗方法进行清洗，鱼块则去鳞后冲洗即可。

❶**剖腹清洗法**：如果买的是整条小鳕鱼，那么从尾部向头部刮去鳞片，挖出鱼鳃里的东西，用剪刀从口部至脐眼处剖开腹部，挖出内脏，用水冲洗干净。腹部的黑膜用刀刮一刮，再冲洗干净即可。

❷**冷水冲洗法**：买来的鳕鱼块，先去鳞片，再用纯净水冲洗干净，即可用于烹饪。

# 比目鱼

*Bimuyu*

● 食用量 ●
每次80~100克

| 盛产季节 | | | | | | | | | | | |
|---|---|---|---|---|---|---|---|---|---|---|---|
| 1月 | 2月 | 3月 | 4月 | 5月 | 6月 | 7月 | 8月 | 9月 | 10月 | 11月 | 12月 |

3~11月

『别名』

鲽鱼、片口鱼、
左口鱼、牙片

『性味归经』

性平，味甘，
归肺经

『比目鱼简介』  比目鱼是名贵的海产。它的两只眼睛在同一边，眼睛在身体右侧的称为鲽，在左侧的称为鲆。

『营养成分』  含蛋白质，DHA，钙、磷、铁，维生素A、维生素D、维生素$B_6$等。

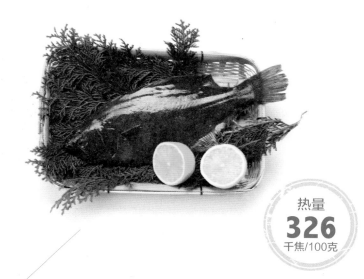

热量
326
千焦/100克

## 认识比目鱼

### 食材功效

❶比目鱼肉富含大脑的主要组成成分DHA，经常食用可增强智力。

❷鱼肉所含的不饱和脂肪酸易被人体吸收，有助降低血中胆固醇，增强体质。

❸鱼肉中蛋白质含量丰富，可为成年人补充蛋白质。

❹比目鱼肉富含牛磺酸，可降低人体血压。

一般人群均可食用，但患癌症、痛风、肥胖、血小板减少、血友病、维生素E缺乏、肝硬化等病症者不宜食用。

## 烹 饪 指 南

❶烹调时不要加入过多食用油，以免掩盖鱼肉本身的鲜味。

❷比目鱼肉质细嫩，味鲜而肥腴，肉多刺少，适于蒸食。也可加工成条、块、丁等，加工成菜。

### 实用小偏方

❶比目鱼与红椒、芦笋红烧食用，可以降血脂、防贫血。

❷比目鱼与豆腐煲汤，服食，可以排毒、抗过敏。

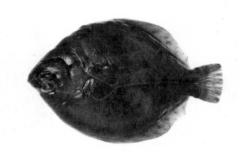

## 比目鱼的种类

◎多宝鱼
体侧很扁，卵圆形身材，两眼在头部的左侧，长相奇特。多宝鱼皮下和鳍边含有丰富的胶质，头部及尾鳍均较小，鳍条为软骨。

◎三线舌鳎
体侧扁，呈舌状，头部很短。眼小，两眼均在头的左侧。口下位，吻部向下向后弯曲，呈弓形。

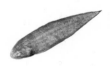

◎窄体舌鳎
体长舌形，极侧扁，两眼均位于左侧。鼻孔两个。上颌向后达下眼后缘。眼侧无齿，无眼的一侧具细小绒毛状齿。

◎牙鲆
体侧扁，不对称，两眼都在左侧。前鳃盖骨边缘游离。有眼的一侧皮肤呈暗灰色或有斑块纹，无眼的一侧皮肤为白色。

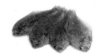

◎漠斑牙鲆
体侧扁，卵圆形，两眼均位于头部左侧。身体的左侧呈浅褐色，有不规则的斑点。腹部颜色较浅，能随着周围环境而变化。

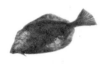

◎褐牙鲆
体侧扁，呈长卵圆形。尾柄短而高。口大，斜裂，两颌等长，上、下颌各具一行尖锐牙齿。

## 比目鱼选购

◎对于市售的比目鱼，我们可以从气味、软硬两方面来判定其是否新鲜。

❶闻气味：黏液较少，呈透明状，没有臭味，没有变色的比目鱼比较好。

❷摸软硬：新鲜比目鱼，肉质坚实而有弹性，手指压后凹陷处能立即恢复。不新鲜的鱼，肌肉稍显松软，手指压后凹陷处不能立即恢复。

## 比目鱼储存

◎买了比目鱼，如果一次不能烹煮吃光，可以采取冰箱冷藏法、冰箱冷冻法来进行储存。

❶冰箱冷藏法：在清理干净的鱼身上抹一些盐和料酒，然后再放入冰箱，冷藏可保存2天。

❷冰箱冷冻法：在清理干净的鱼身上抹一些盐和料酒，然后再放入冰箱，冷冻可保存3个月左右。

## 比目鱼清洗

◎挖出鱼鳃内容物，用剪刀从口部至脐眼处剖开腹部，挖出内脏，用水冲洗干净。腹部的黑膜用刀刮一刮，再将鱼身冲洗干净即可。需要注意的是，比目鱼的皮可以整张撕下来，但不建议这样做，因为去了皮的鱼肉容易煮散。

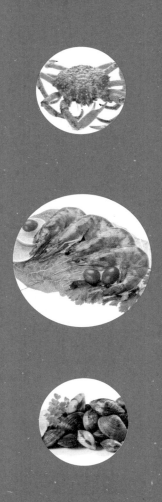

# PART 4

虾　蟹　贝　类

虾类形态优美，有着较高的营养价值；

蟹类其貌不扬，但含有丰富的营养成分；

至于贝类，则鲜香可口。

它们都令无数食客竞折腰。

# 虾

*Xia*

● **食用量** ●
每次30～50克

| 盛产季节 | | | | | | | | | | | |
|---|---|---|---|---|---|---|---|---|---|---|---|
| 1月 | 2月 | 3月 | 4月 | 5月 | 6月 | 7月 | 8月 | 9月 | 10月 | 11月 | 12月 |
| | | | | | 全年 | | | | | | |

『 **别名** 』

虾米、开洋、
曲身小子、河虾

『 **性味归经** 』

性温，味甘、咸，
归脾、肾经

『 **虾简介** 』　虾是一种生活在水中的长身动物，属节肢动物甲壳类，种类很多，包括青虾、河虾、草虾、小龙虾、对虾、明虾等。

『 **营养成分** 』　蛋白质，脂肪，糖类，B族维生素，钙、铁、碘、硒，甲壳素等。

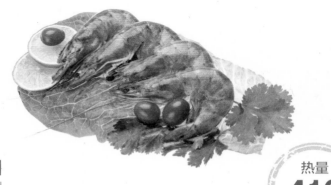

热量
**410**
千焦/100克

## 认识虾

### 食 材 功 效

❶虾肉富含钙、磷，能强健骨质，预防骨质疏松。

❷虾肉含有硒，可以有效预防癌症。

❸虾肉含有一种特别的物质——虾青素，有助于消除因时差反应产生的"时差症"。

❹虾肉还含有甲壳素，可抑制人体组织的不正常增生。

一般人群均可食用，过敏性皮炎患者忌食。

❶虾的做法很多，炒、蒸、炸都可以。

❷虾在长期的进食过程中，金属成分易积累在头部，所以尽量不要吃头。

❸烹调前，用泡桂皮的沸水把虾冲烫一下，味道更鲜美。

❹煮虾时滴加少许醋，可让虾壳更鲜红亮丽，且壳肉容易分离。

『 椒盐基围虾 』

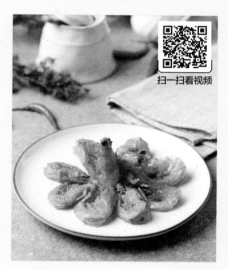

扫一扫看视频

韭菜与青虾同炒，可用于肾虚阳痿的食疗。将虾洗净取仁，热油锅煸炒，放入醋、植物油、黄酒、酱油、生姜丝稍烹。韭菜煸炒至嫩熟为度，烩入虾仁即成。每日1剂，经常食用，可补虚助阳，适用于阳痿、不育症、不孕症的辅助治疗。

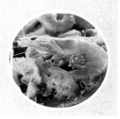

# 虾的种类

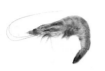

◎明虾
额角细长、平直前伸,上缘有八九个齿,下缘有3～5个齿。虾体透明,呈青蓝色。

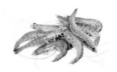

◎基围虾
甲壳粗糙,被细毛,壳薄而硬。体表呈土黄色到棕褐色,全身布灰绿色小斑点。

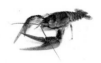

◎欧洲螯虾
色彩较艳丽,最常见的是青黑色,上面夹杂着一些白点,颜色有规律。

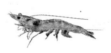

◎脊尾白虾
成虾体长4～9厘米,腹部第3～6节背面中央有明显的纵脊。

◎鹰爪虾
腹部弯曲,体较粗短,甲壳很厚,表面粗糙不平。额角上缘有锯齿。

◎毛虾
体长1～4厘米,雌虾略大于雄虾。体极侧扁,甲壳极薄,无色透明,仅口器部分和第二触角鞭呈红色。

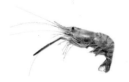

◎海南沼虾
体形粗短,头胸部较粗大。具触角刺。雄性成体头胸甲上有许多小棘。额角平直,上缘有齿11～15个,下缘有齿3个。

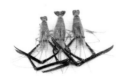

◎粗糙沼虾
头胸甲粗糙,额角短小,未达第二触角鳞片之末端,侧面有一显著纵走隆起线。上缘具有9～11个额齿,而下缘则有二三齿。

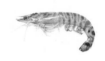

◎九节虾
九节虾是海虾,个头比基围虾大,肉结实,鲜味十足。九节虾外壳比较硬,背上有明显的节痕,这也是九节虾名称的由来。

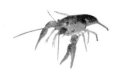

◎红螯螯虾

全身有20节，头胸部13节，胸甲前有一向前延伸的额剑，两边各有三四个棘。双眼有柄而突起。

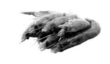

◎青虾

头胸部粗大，腹前部较粗，后部逐渐细且狭小。额角位于头胸部前端中央，上缘平直，末端尖锐。

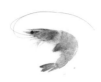

◎长毛对虾

淡棕黄色，额角上缘 七八齿，下缘4～6齿。额角后脊伸至头胸甲后缘附近，无中央沟。第一触角鞭比头胸甲稍长。

◎墨吉对虾

一般额基部高高隆起，呈三角形，额部上缘有8～10个齿，下缘有二三个齿。

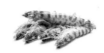

◎斑节对虾

大多体表具有棕色和暗绿色横斑。

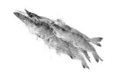

◎南美白对虾

体表为青灰色，甲壳薄而透明。

## 虾选购

❶观外形：虾皮壳发亮，河虾呈青绿色，海虾呈青白色（雌虾）或蛋黄色（雄虾）。

❷闻气味：气味正常，有淡淡的天然腥味、无异味的为佳。

❸摸软硬：活虾应当肉质坚实细嫩，有弹性；冻虾仁应挑选表面略带青灰色，手感饱满并富有弹性的。

## 虾储存

❶虾肉的保存：洒上少许酒，沥干水分，再放入冰箱冷冻。

❷活虾冷冻保存：找一个泡沫箱子，放一层冰块到箱中，上面放一层虾，再放一层冰块，再放虾，直到箱子装满。盖上箱盖，并用透明胶带封严。装箱时虾与冰块之间最好用塑料隔开，可保鲜24小时。

## 虾清洗

◎从市场买回来的鲜虾，可以用牙签去肠法清理干净。

**◎牙签去肠法**

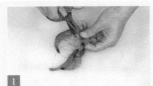

1 剪去虾须和虾脚。

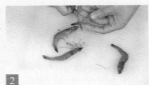

2 剪去尾尖。

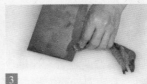

3 在虾背部开一刀。

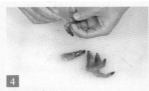

4 用牙签挑出虾线。

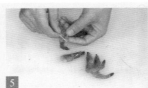

5 将虾线整个挑出来，丢弃。

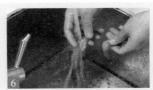

6 把虾放在流水下冲洗，沥干水分即可。

## 虾切法

◎虾经过刀工处理后，烹饪易入味，夹取食用也方便。常见的改刀法有切开边虾、凤尾虾、段、虾球等。

**◎切开边虾**

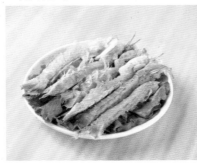

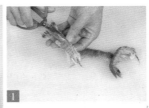

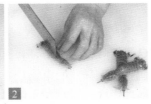

①取冲洗净的虾，用剪刀剪去虾脚。
②剪去虾尾尖，将虾纵向对半切开，成两半即可。

## ◎切凤尾虾

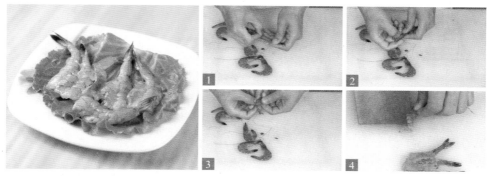

①取若干洗净的虾，将虾头掐去。
②剥去虾壳。
③将虾壳剥干净。
④把虾背切开，将虾背轻轻拍平呈凤尾状即可。

## ◎切段

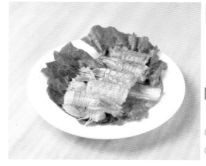
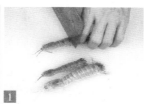
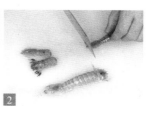

①取洗净的虾，横向从中间对半切开。
②切掉触角和尾尖，依此方法，将其余的虾切完。

## ◎切虾球

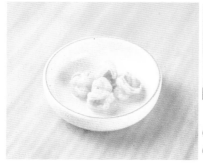
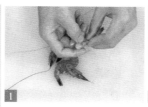
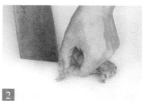

①用手掐掉虾头，剥去虾壳，掐掉虾的尾巴。
②切开虾背，放入开水锅中烫到卷成球状即可。

# 蟹

*Xie*

● 食用量 ●
每次约80克

『 蟹简介 』　蟹乃食中珍味，素有"一盘蟹，顶桌菜"的民谚。它不但味美，且营养丰富，是一种高蛋白食物。

『 营养成分 』　含蛋白质，脂肪，钙、磷、碘，胡萝卜素、维生素B$_1$、维生素B$_2$、甲壳素等。

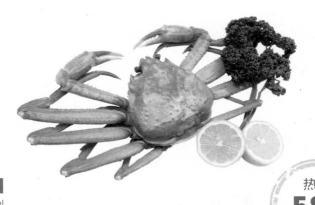

热量
**582**
千焦/100克

『 别名 』
螯毛蟹、梭子蟹、青蟹

『 性味归经 』
性寒，味咸，归肝、胃经

## 认识蟹

### 食 材 功 效

❶ 蟹肉富含钙，能强健骨质，预防骨质疏松。

❷ 蟹一般含甲壳素，可抑制人体组织的不正常增生。

❸ 蟹肉中含有碘，可以预防甲状腺肿大。

❹ 蟹有清热解毒、补骨添髓、养筋接骨、活血祛痰、利湿退黄、利肢节、滋肝阴、充胃液的功效。

## 适合人群

一般人群均可食用，胆囊炎、胆结石患者不宜食。

## 烹饪指南

❶螃蟹可烤、炒、炸、烧、烩，以清蒸最能体现蟹肉的鲜美。
❷螃蟹带壳下锅，不会有太大腥味。

## 实用小偏方

❶螃蟹盐渍取汁饮，可用于喉风肿痛。
❷蟹壳烧成灰，用蜂蜜调匀，外敷可用于治疗黄蜂蛰伤。

## 美味菜肴

『芙蓉白玉蟹』

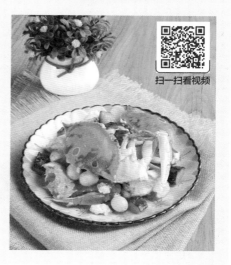

扫一扫看视频

# 蟹的种类

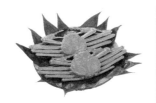

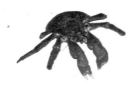

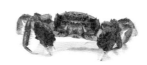

◎雪蟹
形状为三角形，上面有颗粒状突起分布。色橘红色。

◎椰子蟹
头胸甲及步足表面有波状皱纹，额角呈三角形。

◎大闸蟹
体近圆形，头胸甲背面为草绿色或墨绿色。

119

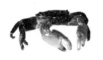

◎红蟹

背部黑红色，其他部分鲜红色，表面光滑。

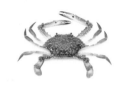

◎兰花蟹

一般呈梭形，表面具粗糙的颗粒，雌性颗粒较雄性显著。

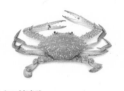

◎红花蟹

身体呈红色，有深色花纹，腹部为白色，额角长六棘。

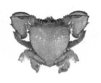

◎旭蟹

外形似青蛙，壳背朱色，触角粗短多毛，螯扁，步足扁平。

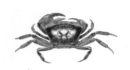

◎关公蟹

头胸甲赤褐色，背面有大疣状突和许多沟纹。

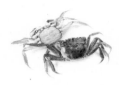

◎洪泽湖蟹

脐腹呈白色，背壳青泥色，平滑而有光泽。

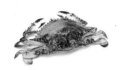

◎梭子蟹

头胸甲呈浅灰绿色，前鳃区具一圆形白斑。螯足大部分为紫红色带白色斑点，一部分或整个腹面为白色。

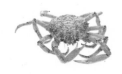

◎石蟹

表面密布绒毛，前侧齿基部附近的头胸甲表面具颗粒；头胸甲后部有长短不等的颗粒隆脊。

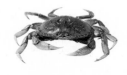

◎珍宝蟹

外形与普通河蟹相似，但其头内陷，螯钳比普通河蟹小。

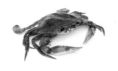

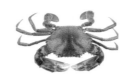

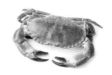

◎黄油蟹
前身是膏蟹，属青蟹雌性，其外表无异于青蟹。但是蒸熟的蟹身颜色介乎红色与黄色之间，蟹盖、蟹爪关节处均可见油脂。

青蟹
头胸甲略呈椭圆形，中央稍隆起。甲面及附肢呈青绿色。背面胃区与心区之间有明显的"H"形凹痕，额具4个三角形齿。

◎面包蟹
头胸甲背部甚隆，表面具5条纵列的疣状突起，侧面具软毛。额窄，前缘凹陷，眼窝小，头胸甲为浅褐色，眼区具一半环状的赤褐色斑纹。

## 蟹选购

◎买螃蟹，不仅要看其是否新鲜，还要看其是否肥嫩，以免被不法商贩欺骗。我们可以从以下两个方面进行辨别：

❶观外形：肚脐凸出来的，一般都膏肥脂满；凹进去的，大多膘体不足。凡蟹足上绒毛丛生，则蟹足老健；而蟹足无绒毛，则体软无力。

❷看活力：将螃蟹翻转身来，腹部朝天，能迅速用腿弹转翻回的，活力强，可保存；不能翻回的，活力差，存放的时间不能长。

## 蟹储存

◎如果螃蟹买多了，不能一次吃光，可以采取冰箱冷冻法、鲜活保存法来进行储存。

❶冰箱冷冻法：根据冰箱冷冻室的大小找个合适的泡沫箱子，提前放入冷冻室看看是否合适。然后把螃蟹的腿脚绑住，放进泡沫箱子里。一个个地紧挨着放好，挤满一层再往上加。往泡沫箱子里面加水，水不要太多，没过螃蟹表面即可。然后把泡沫箱子盖好盖，放进冰箱冷冻室里冷冻即可。

❷鲜活保存法：把螃蟹捆好，放在冷藏室里，最好是放水果的那层，把打湿的毛巾铺在螃蟹上面，不要拧太干，不要把毛巾叠起来铺。这样可以保存2天。

## 蟹清洗

◎从市场上买回的蟹，如果未经店铺处理，可自己采取开壳清洗法处理。

◎开壳清洗法

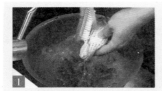
1 用软毛刷在流水下轻松刷洗蟹壳。

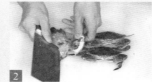
2 用刀将蟹壳打开。

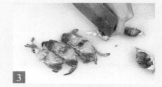
3 刮除蟹壳里的脏物。

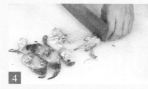
4 将蟹肉上的脏物清理掉。

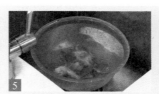
5 把去除脏物的蟹肉放在水中泡一下。

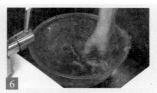
6 将蟹肉清洗干净，捞出沥干水分即可。

## 蟹切法

◎各种蟹经过刀工处理后，烹饪易入味，夹取食用也方便。对螃蟹来说，切块是较为常见的改刀方法。

◎切块

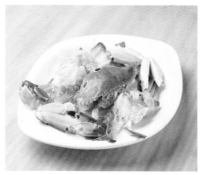

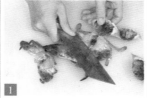
1

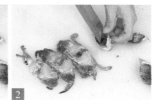
2

①取洗净的蟹，用刀轻松撬开蟹壳。
②将蟹壳里的脏物刮除，洗净，从中间对半切开，将蟹足尖切掉即可。

# 蚌

*Bang*

● 食用量 ●
每次约50克

『别名』
河蚌、河蛤蜊、
鸟贝

『性味归经』
性寒，味甘、咸，
归肝、肾经

『蚌简介』 蚌分布于亚洲、欧洲、北美和北非，大部分能在体内自然形成珍珠。外形呈椭圆形或卵圆形，壳易碎。

『营养成分』 含蛋白质，脂肪，糖类，维生素A、维生素$B_1$、维生素$B_2$、烟酸、维生素E，钙、磷、钾等。

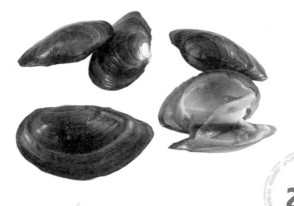

热量
**226**
千焦/100克

## 认识蚌

### 食 材 功 效

❶蚌肉富含蛋白质，能维持钾钠平衡、消除水肿、提高免疫力、降低血压、改善贫血，有利于生长发育。
❷蚌肉富含磷，具有促进骨骼和牙齿生长及身体组织器官修复的作用，还能供给能量与活力，参与酸碱平衡的调节。

一般人群均可食用，但过敏体质和胃寒的人应忌食。

## 烹 饪 指 南

❶蚌肉适合烧、烹、炖。
❷剖取蚌肉的窍门：先用左手握紧蚌，使蚌口朝上，再用右手持小刀，由河蚌的出水口处紧贴一侧的肉壳壁刺入体内，刺进深度约为1/3，用力刮断河蚌的吸壳肌，然后抽出小刀，再用同样方法刮断另一端的吸壳肌，打开蚌壳，即可完整无损地把肉取出来。

## 实用小偏方

❶河蚌捣汁，以开水冲饮，可作为糖尿病的食疗方。
❷鲜河蚌1个，研细，以麻油调敷患处，治小儿胎毒、湿疹。
❸鲜河蚌肉500克，车前草50克，煮汤饮用，治女子闭经。
❹蚌肉煮汤淡食，可以很好地治疗痔疮。

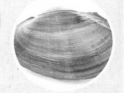

## 蚌的种类

◎褶纹冠蚌
个体比三角帆蚌大，壳长可达29厘米、高17厘米、宽10厘米。壳面为黄褐色、黑褐色或淡青绿色。

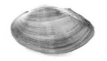

◎背角无齿蚌
壳长可达20厘米，呈角突卵圆形，两壳膨胀，后背缘后部有翼，后背部有3条自壳顶发出的肋脉。

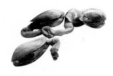

◎象拔蚌
个体有大有小，栖息地因种类而异。通常其两扇壳一样大，薄且脆，前端有锯齿、副壳、水管（也称为触须）。

## 蚌选购

新鲜的蚌，蚌壳盖是紧密关闭的，用手不易掰开。 用刀打开蚌壳，内部颜色光亮，肉呈白色，且闻起来气味正常、无腥臭味的，为优良蚌肉。

## 蚌储存

买了蚌，如果没有全部用于烹饪，活蚌可以用清水养几天；已经取出的蚌肉则要放在保鲜袋或塑料盒里，加水放冰箱内冷冻。

## 蚌清洗

◎先用流水冲洗掉蚌壳外面的泥沙杂质，然后放在盐水里浸泡1～3小时，待其吐净泥沙之后用小刀撬开蚌壳，挖出蚌肉，用清水冲洗干净即可。

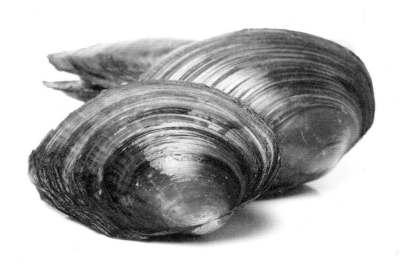

# 鲍鱼

*Baoyu*

● 食用量 ●
每次1只

『别名』

海耳、鳆鱼、
镜面鱼、九孔螺

『性味归经』

性平，味甘、咸，
归肝经

『鲍鱼简介』 鲍鱼是海产贝类，跟田螺之类沾亲带故。它只有半面外壳，壳坚厚，扁而宽，形状有些像人的耳朵。

『营养成分』 含蛋白质，脂肪，糖类，维生素A、胡萝卜素、维生素$B_2$、维生素$B_5$，钾、钠、钙等。

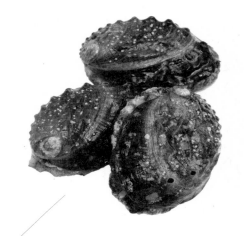

热量
**352**
千焦/100克

## 认识鲍鱼

### 食 材 功 效

❶鲍鱼肉中能提取一种被称作"鲍灵素"的生物活性物质，它能破坏癌细胞代谢功能，保护机体免疫系统。

❷鲍鱼含有丰富的维生素A，能够保护皮肤健康、视力健康，以及加强免疫力。

一般人均可食用，感冒发热或阴虚喉痛的人不宜食用，素有顽癣痼疾之人忌食。

## 烹 饪 指 南

❶在食用鲍鱼的时候，应选择软硬适度，咀嚼起来有弹牙的感觉，伴有鱼的鲜味，入口软嫩柔滑，香糯黏牙的鲍鱼。鲍鱼切忌过软或过硬，过软如同吃豆腐，过硬如同嚼橡皮筋，都难以品尝到鲍鱼真正的鲜美味道。

❷一定要烹透，不能吃半生不熟的，有些人每吃鲍鱼就胃痛，这是它的高蛋白质颇难消化的缘故。

## 美 味 菜 肴

『 蒜蓉粉丝蒸鲍鱼 』

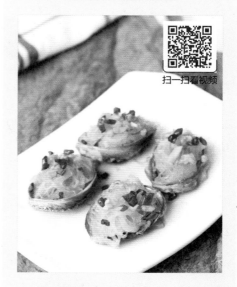

扫一扫看视频

## 实 用 小 偏 方

❶用鲍鱼壳（也就是石决明），配地骨皮、银柴胡，加水煎服，可缓解肺结核低热不退。

❷鲍鱼浸泡洗净切片，加莲子、瘦猪肉，以水慢火炖熟，以盐调味温服，适用于肺癌虚烦发热者。

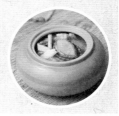

# 鲍鱼的种类

◎日本网鲍
底外形呈椭圆状，为深咖啡色，边细，枕底起珠，底边广阔平坦。

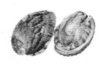

◎南非网鲍
产于南非沿海，属较为低档的鲍鱼，肉较隆起，花边较大。

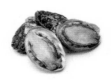

◎澳洲网鲍
外形与日本网鲍相近，但枕边珠形不规则。

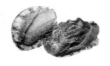

◎大连鲍
大连鲍鱼是中国大连的特色产品，是鲍科中的优质品种，肉质细嫩，素称"海味之冠"。

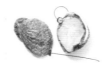

◎禾麻鲍
出产于日本青森县大间町，此种鲍鱼个头最小，身上左右均有两个孔，是其特有的标识。

◎盘大鲍
外部为卵圆形贝壳，质坚厚，呈深绿褐色或深红褐色。背面两侧各有1个细长的触角。

◎杂色鲍
贝壳坚硬，螺旋部小，体螺层极大。壳表面绿褐色，生长纹细密。

◎吉品鲍
一般出产于日本岩手县，此鲍鱼个头较小，形如元宝，鲍枕边高竖，色泽灰淡。

## 鲍鱼选购

◎在市场上的鲍鱼，既有鲜品也有干品，其中，鲜鲍鱼的选购要从以下两个方面来入手：

❶**观外形**：先将外形有缺口、裂痕者摒除，挑选出完好无损、品质较佳的鲍鱼。各式品质优良的鲍鱼通常形状类似，在选购时应剔除形状怪异者。通常肉质肥厚者比肉质干扁者优良，而底部宽阔者比瘦长者见好。

❷**看颜色**：鲜鲍的色泽与死亡时间的长短有关。色泽越黯淡表示死亡时间越长，新鲜度也越差，因此不宜购买。

## 鲍鱼储存

◎买回家的干鲍鱼，如果一次不能全部用于烹调，可以采取冰箱冷冻法来进行储存。已经烹熟但吃不完的鲜鲍鱼肉，可以采取汤水保存法来保存。

❶**干鲍冰箱冷冻法**：干鲍购买回家后，先依序以塑胶袋、报纸与塑胶袋完整包裹密封好，将其存放于冰箱冷冻室中，可存放半年到一年。

❷**鲜鲍汤水保存法**：将烹熟的鲍鱼肉自然凉凉，然后与煮鲍鱼的水一起倒入一个大饭盒里或密封的容器里，放进冰柜里就可以了。吃的时候直接加热就行，和新买的味道基本一致。此法适用于短期保存。

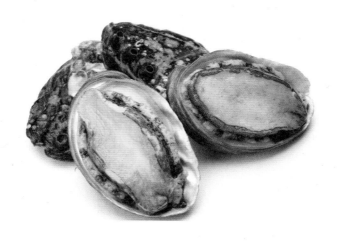

◎从市场买回的鲜鲍鱼，如未经商家处理，可自行在家用食盐清洗法和毛刷清洗法两种方法清洗干净，以备烹饪。

◎食盐清洗法

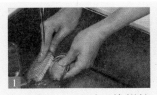

1 在流水下，用刷子将鲜鲍鱼的壳刷干净。

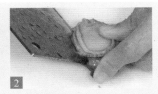

2 将鲍鱼肉整粒挖出。

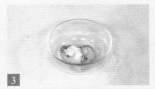

3 将鲍鱼肉放在大碗中，撒上盐。

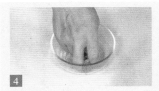

4 用手抓揉一下。

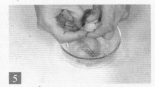

5 去除鲍鱼肉中间与周围的坚硬组织。

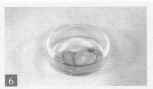

6 用水浸泡一会儿，再捞起冲洗干净，沥干即可。

◎毛刷清洗法

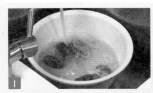

1 将鲍鱼放进盆里，注入适量清水。

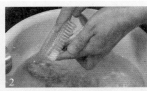

2 用软毛刷刷洗鲍鱼肉。

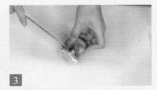

3 将鲍鱼肉剜出来。

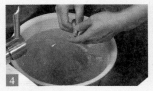

4 清理鲍鱼内脏。

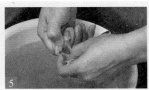

5 把鲍鱼内脏去除。

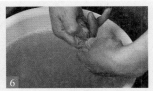

6 清理掉残余脏物，用清水冲洗干净，沥干即可。

## 鲍鱼切法

◎鲍鱼经过刀工处理后，容易烹饪入味，夹取食用也方便。鲍鱼的常见改刀方法有切兰花形、网格花刀等。

### ◎切兰花形

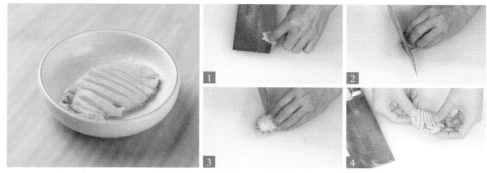

①取洗净去壳的鲍鱼肉，平刀切除不平整的部分。
②用刀在鲍鱼的一面打上一字刀。
③翻面，选择合适的刀距和深度，打上一字刀。
④将鲍鱼肉稍微拉伸，整理好形状即可。

### ◎切网格花刀

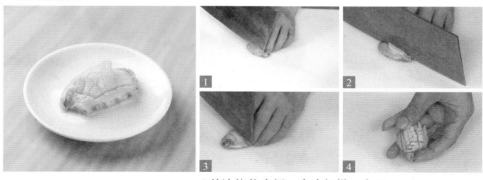

①从边缘往中间，多次打纵一字刀。
②中间的一刀要切得深一点。
③纵一字刀完成后，再打横一字刀。
④从上往下，多次打一字刀，网格花刀就完成了。

# 扇贝

*Shanbei*

● 食用量 ●
每次50~100克

| 盛产季节 | | | | | | | | | | | |
|---|---|---|---|---|---|---|---|---|---|---|---|
| 1月 | 2月 | 3月 | 4月 | 5月 | 6月 | 7月 | 8月 | 9月 | 10月 | 11月 | 12月 |

10月

『别名』

带子、帆立贝、海扇

『性味归经』

性寒，味咸，
归肝、胆、肾经

『扇贝简介』 扇贝是双壳类动物，其贝壳呈扇形，好像一把扇子，故得扇贝之名。它是名贵的海珍品之一，在我国沿海均有分布。

『营养成分』 含蛋白质，脂肪，糖类，维生素$B_2$、烟酸、维生素E，钙、磷、钾、钠、镁、铁、锌等。

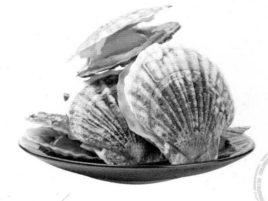

热量
**251**
千焦/100克

## 认识扇贝

### 食 材 功 效

❶扇贝富含糖类，糖类是维持大脑功能必需的能源。

❷扇贝含有丰富的维生素E，能抑制皮肤衰老，防止色素沉着，消除因皮肤过敏或感染引起的皮肤干燥和瘙痒等皮肤损害。

一般人群均可食用，但是脾胃虚寒者忌食。

❶在西方的食谱中，扇贝通常的处理方式是通过黄油煎制，或者裹上面包粉一起炸，然后配干白葡萄酒食用。

❷在东方的食谱中，日本人喜欢将扇贝配上他们的寿司和生鱼片一起食用，而中国人食用扇贝主要是在广东地区，广东人喜欢用扇贝煲汤饮用。

❸不要食用未熟透的贝类，以免传染上肝炎等疾病。

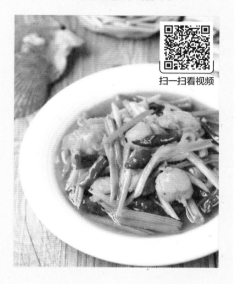

『香芹辣椒炒扇贝』

扫一扫看视频

# 扇贝的种类

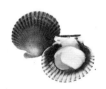

◎海湾扇贝
贝壳呈扇形，两壳几乎相等，后耳大于前耳，前耳下方生有足丝孔。壳面有放射肋18条，壳面呈黑褐色或褐色。

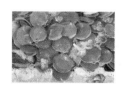

◎长肋日月贝
贝壳中等大小或稍大，呈圆盘形，较扁平，壳薄。壳表面光滑具光泽，无放射肋和生长小棘。

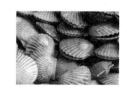

◎虾夷扇贝
贝壳呈扇形，右壳较突出，黄白色；左壳稍平，较右壳稍小，呈紫褐色。

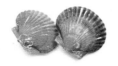

◎栉孔扇贝

两壳有放射肋，形若扇状，壳面褐色，有灰白或紫红色纹彩，极美丽。肉质细嫩，味道鲜美，营养丰富。

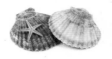

◎华贵栉孔扇贝

壳面呈浅紫褐色、淡红色、黄褐色或枣红云斑纹，壳高与壳长约相等。放射肋大，约23条。产于我国南海及东海南部。

## 扇贝选购

◎市场上一般有两种扇贝，一种是活养的带壳扇贝，另一种是冰鲜的带子肉。带壳扇贝的选购，可以从外形、反应、软硬等方面来入手。

❶观外形：要选外壳颜色比较一致且有光泽、大小均匀的扇贝，不能选太小的，否则因肉少而食用价值不大。

❷试反应：看其壳是否张开。活扇贝受外力影响会闭合，而张开后不能合上的为死扇贝，不能选用。

❸摸软硬：新鲜贝肉手摸有爽滑感，弹性好；不新鲜扇贝手感发黏，弹性差。

## 扇贝储存

◎如果一次买回的活扇贝比较多，一时间吃不完，不要扔掉，先用纸巾把表面的水吸干，用报纸包好（可用三四层报纸），放进保鲜袋密封，存放在冰箱里冷冻，这样可以保存一个月以上。

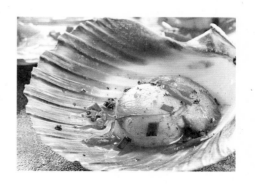

## 扇贝清洗

◎ 从市场买的新鲜扇贝，如未经商家处理，则可自己用开壳清洗法清洗。

◎ 开壳清洗法

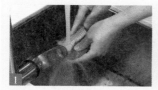

将扇贝放在水龙头下，用刷子刷洗贝壳。

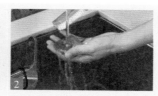

扇贝的两面都要刷干净。

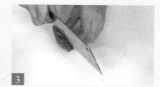

把刀伸进贝壳缝里。

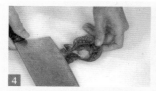

将两片贝壳分开。

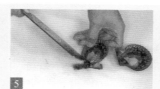

把内脏清理掉。

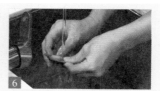

把扇贝肉冲洗干净，沥干即可。

## 扇贝切法

◎ 扇贝经过刀工处理后，容易烹饪入味，夹取食用也方便。常见的改刀方法是切十字刀。

◎ 切十字刀

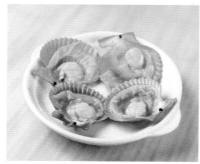

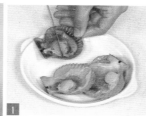

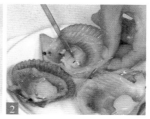

① 取洗净的扇贝，用刀在扇贝肉上先划一字刀。
② 转一个角度，再划一字刀，即成十字刀纹。

# 蛤蜊

*geli*

● **食用量** ●
每次约50克

『 **别名** 』

文蛤、西施舌、花蛤

『 **性味归经** 』

性寒，味咸，
归肺、肾经

『蛤蜊简介』 蛤蜊的两扇贝壳不大，近于卵圆形，表面有互相交织的同心和放射状的肋以及各色花纹，被称为"天下第一鲜"。

『营养成分』 含有蛋白质，维生素，脂肪，糖类，铁、钙、磷、碘等多种成分。

**热量**
**260**
千焦/100克

## 认识蛤蜊

### 食 材 功 效

❶蛤蜊的钙质含量高，是不错的钙质源，有利于儿童的骨骼发育。

❷蛤蜊肉中的维生素$B_{12}$含量也很高，这种成分可影响血液代谢，对贫血的抑制有一定作用。

❸蛤蜊里的牛磺酸，可以帮助胆汁合成，有助于胆固醇代谢，还能抗痉挛、抑制焦虑。

## 适合人群

一般人群均可食用，但是胃痛腹痛者忌食。

## 烹饪指南

❶蛤蜊本身极富鲜味，烹制时千万不要再加味精，也不宜多放盐，以免失其鲜味。

❷蛤蜊非常鲜，烧汤、清炒，或者配丝瓜、小白菜炒都很美味。也可洗干净后直接用开水氽至开口，蘸生抽吃。

## 美味菜肴

『 辣拌蛤蜊 』

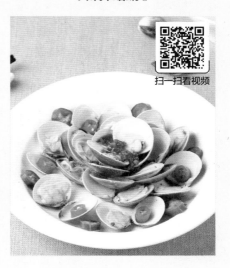

扫一扫看视频

## 蛤蜊的种类

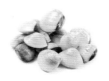

◎白蛤

贝壳坚厚，略呈四角形。两壳极膨胀。壳顶突出，位于背缘中央略靠前方，尖端向前弯。贝壳具外皮，顶部白色。

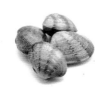

◎花蛤

贝壳小而薄，呈长卵圆形。壳顶稍突出，于背缘靠前方微向前弯曲。放射肋细密，位于前、后部的较粗大。

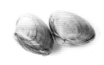

◎沙蛤

贝壳大，略呈三角形，较薄。壳顶位于贝壳中部稍靠前方。腹缘圆，壳表具有黄褐色发亮的外皮。

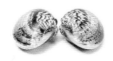

◎飞蛤

学名中国蛤蜊，以深秋和春季所产的最为肥嫩。体表凹凸不平，色彩斑斓。

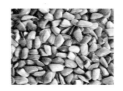

◎海瓜子

贝壳呈长卵形，长仅2厘米，壳极薄而易碎，表面灰白略带肉红色。

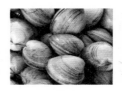

◎西施舌

呈厚实的三角扇形，看起来很小巧。外壳是淡黄褐色的，顶端有点紫。

## 蛤蜊选购

◎选购蛤蜊时，辨别死活很重要，从以下两方面进行选择，能让我们挑到较为新鲜的蛤蜊。

❶听声音：可拿起轻敲，若为"嘭嘭"声，则是表明蛤蜊的肉已经不新鲜或是死的，不宜购买。相反，若为"咯咯"较清脆的声音，则是活的。

❷看闭合：如果是在静水里养着，就买张嘴的，碰一下会自己合上的，表示还活着。将水搅动一下，立即将壳闭上的，就表示是活的。如果动作迟缓无力，或者毫无反应，则是死的，不宜购买。

## 蛤蜊储存

◎买回来的蛤蜊一下吃不完，应该如何才能保鲜呢？以下的保存方法能让活蛤蜊保存3天之久，简单又实用。

❶吐沙冷藏法：蛤蜊买回来首先要放在盆子里，放点水，让蛤蜊吐泥。放的时间，冬天可久一些，夏天最好不超过一天。可以等它吐完泥，捞出冲洗，沥干后装在冰箱保鲜室里，这样可以放3天左右。

❷盐水冷藏法：取一碗盐水，分量以盖过蛤蜊为准，将蛤蜊置于其中使其吐沙后，置于冰箱保鲜室，注意经常更换盐水且不要冰过头，这样能保存3天左右。

◎从市场买回的新鲜蛤蜊，需要将沙和杂物清理干净，再用于烹饪。可以用食盐清洗法和手抓清洗法处理。

◎食盐清洗法

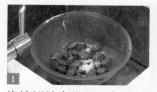

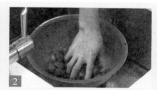

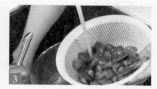

1 将蛤蜊放在盆里，加入适量盐。

2 用手抓洗蛤蜊。

3 把蛤蜊捞起来，放在流水下冲洗，沥干水分即可。

◎手抓清洗法

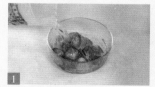

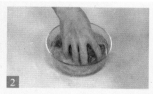

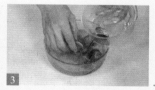

1 把蛤蜊放进大碗中，注入少许清水，没过即可。

2 用手抓洗一会儿，蛤蜊会吐出不少泥沙。

3 小心地将蛤蜊拣出来。

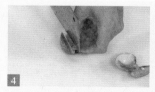

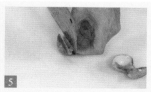

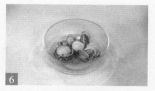

4 取其中一只，将刀插入两片壳的缝隙中。

5 将蛤蜊壳撑开，露出蛤蜊肉，但不让2片贝壳分离。

6 处理好的蛤蜊装碗待用。

# 牡蛎

*Muli*

● 食用量 ●
每次约50克

### 盛产季节

| 1月 | 2月 | 3月 | 4月 | 5月 | 6月 | 7月 | 8月 | 9月 | 10月 | 11月 | 12月 |
|---|---|---|---|---|---|---|---|---|---|---|---|
| | | | | | | | | | | | |

从冬至到次年清明

『别名』
蚝肉、蛎黄、生蚝

『性味归经』
性微寒，味咸、涩，
归肝、心、肾经

『牡蛎简介』　牡蛎，又称蚝，一般附着生活于适宜海区的岩石上。牡蛎是海产品中的佼佼者，在古代就已被认为是"海族中之最贵者"。

『营养成分』　含氨基酸，肝糖原，B族维生素和钙、磷、铁、锌等。

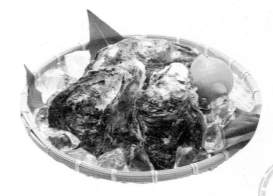

热量
**306**
千焦/100克

## 认识牡蛎

### 食材功效

❶牡蛎中所含丰富的牛磺酸有明显的保肝利胆作用，这也是防治孕期肝内胆汁瘀积症的良药。
❷所含的丰富微量元素和糖原，对促进胎儿的生长发育、矫治孕妇贫血，以及为孕妇补充体力均有好处。
❸牡蛎是补钙的食品。它含磷很丰富，由于钙被人体吸收时需要磷的帮助，所以吃牡蛎有利于钙的吸收。

❹牡蛎还含有维生素$B_{12}$，维生素$B_{12}$中的钴元素是预防恶性贫血所不可缺少的物质，因而牡蛎又具有提升造血功能的作用。

## 适 合 人 群

一般人群均可食用，体虚者忌食。

## 烹 饪 指 南

❶牡蛎肉可采用较多的烹饪方式，有清蒸、鲜炸、生灼、炒蛋、煎蚝饼、串鲜蚝肉和煮汤等等。
❷牡蛎肉不宜与糖同烹调。

### 美 味 菜 肴

『 韭黄炒牡蛎 』

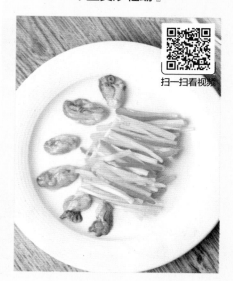

扫一扫看视频

### 实 用 小 偏 方

❶牡蛎15克，水煎服，早晚各服1次，治盗汗。
❷鸡汤或猪瘦肉汤适量，煮沸后，加入鲜牡蛎肉250克，略煮沸即可，用食盐、味精调味食用，辅治妇女月经过多、崩漏。
❸麦冬20克，海带半条，用水煎去药渣，加入牡蛎肉200克、香菇、芹菜煮沸后，放入适量的大米饭拌匀，煮成泡饭，用油、盐、香葱调味食用，治体质虚弱。

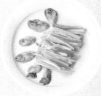

# 牡蛎的种类

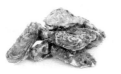

◎蓝点厚牡蛎
此种牡蛎因产自长岛的蓝点而得名。

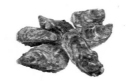

◎科尔切斯特牡蛎
此种牡蛎因产于科尔切斯特而得名。

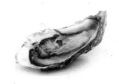

◎日本长厚牡蛎
此种牡蛎是最大的牡蛎，长达30厘米。

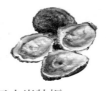

◎日本岩牡蛎
岩牡蛎贝壳坚硬，呈长方形或扇形，左壳附着，右壳平凹。鳞片环生，呈波纹状，排列稀疏，层次不明显。

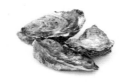

◎北美牡蛎
即维吉尼亚牡蛎、维吉尼亚厚牡蛎。壳形状各不相同，表面粗糙，多为淡黄褐色。

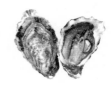

◎林黑文厚牡蛎
这是一种常供食用的牡蛎，因产自美国长岛的林黑文湾地区而得名。

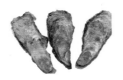

◎长牡蛎
呈长片状，背腹缘几平行，右壳较小，鳞片坚厚，层状或层纹状排列，壳外面平坦或具数个凹陷。有淡紫色、灰白色。

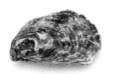

◎贝隆牡蛎
属于欧洲原产的葡萄牙牡蛎，又称为扁形蚝，外观类似贝类，呈扁平状。两面壳形状不等，呈不规则的三角扇形。

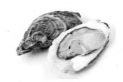

◎奥林匹亚牡蛎
分布在美国的西海岸、亚洲太平洋地区，著名的华盛顿产区也有这个品种。它吃起来前味较咸。

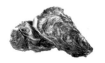

◎近江牡蛎
呈圆形、卵圆形或三角形等。右壳外面稍不平，有灰、紫、棕、黄等色，环生同心鳞片，幼体者鳞片薄而脆。

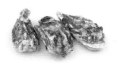

◎大连湾牡蛎
呈类三角形，背腹缘呈八字形。右壳外面淡黄色，具疏松的同心鳞片，鳞片起伏呈波浪状，内面白色。左壳同心鳞片坚厚。自壳顶部放射肋数个，明显，内面凹下呈盒状。

## 牡蛎选购

◎牡蛎的选购，可以从外观、闭合两个方面入手。

❶观外形：在选购优质牡蛎时应注意选体大肥实、颜色淡黄、干燥的。

❷看闭合：轻轻触碰微微张口的牡蛎，如果能迅速闭口，说明牡蛎新鲜，如果"感应"较慢，或者"无动于衷"，则说明不太新鲜。

## 牡蛎储存

◎新鲜的牡蛎在温度很低的情况下，还可以多存活3天。可以将未洗的牡蛎装入保鲜袋，放进冰箱冷冻，能保存3天，但是其肥度就会降低，口感也会变化，所以尽量不要存放，现买现吃为好。

## 牡蛎清洗

◎先用流水清洗干净牡蛎的外表面，之后放入盐水中浸泡，使之吐出杂质，多换几次清水，每次放入适量的食盐浸泡，使牡蛎内部的沙子吐干净。再用刀撬开牡蛎壳，可以去除牡蛎壳，之后用清水清洗干净即可。

# 螺

*Luo*

● 食用量 ●
每次3个

| 盛产季节 | | | | | | | | | | | |
|---|---|---|---|---|---|---|---|---|---|---|---|
| 1月 | 2月 | 3月 | 4月 | 5月 | 6月 | 7月 | 8月 | 9月 | 10月 | 11月 | 12月 |

5～10月

『 别名 』

螺蛳、田螺、海螺

『 性味归经 』

性寒，味甘，
归脾、胃、肝、大肠经

『 螺简介 』  螺分为田螺和海螺，其肉质细嫩，味道鲜美，在我国素有"盘中明珠"之美誉，是我国城乡居民十分喜欢的一种美味佳肴。

『 营养成分 』  含蛋白质，糖类，胡萝卜素、烟酸、维生素E，钾、钙、镁、磷等。

热量
**573**
千焦/100克

## 认识螺

### 食 材 功 效

❶螺肉含有丰富的维生素以及铁、钙等营养元素，对目赤、黄疸、脚气、痔疮等疾病有食疗作用。

❷螺富含蛋白质，具有维持钾钠平衡、消除水肿、提高免疫力、调低血压、缓解贫血症状的作用，有利于生长发育。

144

一般人群均可食用，但是腹泻便溏者忌食。

❶螺肉可爆、炒、烧、氽汤、打卤，或水煮后佐以姜、醋、酱油食用。

❷食用螺类应烧煮10分钟以上，以防止病菌和寄生虫感染。

❸海螺脑神经分泌的物质会引起食物中毒，食用前需去掉头部。

『 口味螺肉 』

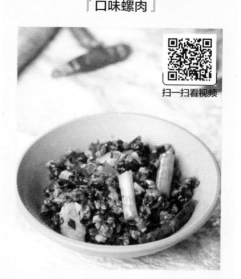

扫一扫看视频

# 螺的种类

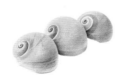

◎香螺
海螺，壳坚实而厚重，略呈纺锤形。壳口呈淡黄色，具粗细不等、深浅不同的棕褐色条纹。

◎方斑东风螺
海螺，贝壳长卵圆形，质坚固，形状似泥东风螺而稍大层。壳口呈半圆形，壳内面白色。

◎泥东风螺
海螺，贝壳长卵形。螺层约9层，缝合线明显。壳面生长纹细而明显，壳表黄褐色。

◎沟鹑螺

海螺，贝壳呈球形，质薄。壳面黄白或青白色，具有褐色螺带，在体螺层常有4条。螺层约7层。

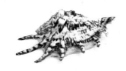

◎蜘蛛螺

海螺，雌雄异体。螺层为锥形，壳轴的滑层很发达。最具特色的是双眼发达，眼柄上有长而尖的触手，可伸缩。

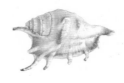

◎金黄蜘蛛螺

海螺，雌雄异体。螺层为锥形，壳轴的滑层很发达。最具特色的是双眼发达，眼柄上有长而尖的触手，可自由伸缩。

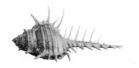

◎水字螺

海螺，雌雄异体。壳质厚实，呈纺锤形。有5只长而厚、反曲且中空的足，再加上由右向左伸展的前水管，状似"水"字。

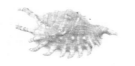

◎蝎螺

海螺，雌雄异体。壳为纺锤形。螺塔高度适中，其各层为弱龙骨状。壳轴的滑层很发达，在外唇通常有指状突起。

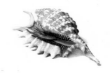

◎千足凤凰螺

海螺，贝壳外唇前方有一个"凤凰螺缺刻"。一般而言，前水管较长，螺层为锥形，壳轴的滑层很发达。

◎金袖凤凰螺

海螺，贝壳外唇前方有"凤凰螺缺刻"。一般而言，前水管较长，螺层为锥形，壳轴的滑层发达。

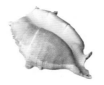

◎绯袖凤凰螺

海螺，雌雄异体。壳形厚钝，具有粗糙的外观，螺塔有很发达的小结节，螺体及体层有发达的螺纹。

◎红袖凤凰螺

海螺，雌雄异体。壳厚实，螺塔的瘤较发达，肩部有明显的肩瘤，壳表较光滑。

## 螺选购

❶**观外形：**新鲜螺个大、体圆、壳薄，螺盖完整。螺壳色泽均匀，壳无破损，无肉溢出。

❷**掂重量：**不管是田螺还是海螺，都可以拿在手里掂一掂，沉实、有分量的比较好，肉多且新鲜。

❸**试反应：**挑选时用小指尖往螺盖上轻轻压一下，有反应，缩回去的就是活螺，反之是死螺。

## 螺储存

❶**淋水储存法：**一般如果买回来大量的螺，可直接放在盆子里，置于干燥阴凉的地方，最多隔天淋一次水，起码可以放一个月。

❷**冰箱保鲜法：**用冷水洗，挑出死去的，装进塑料袋里，放进冰箱的保鲜室即可。

## 螺清洗

◎螺如果未经店铺清洗处理，可以自己采用淀粉清洗法清洗处理。

◎**淀粉清洗法**

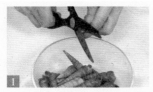

**1** 用剪刀将螺的尾部轻轻剪掉。

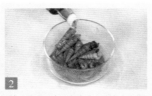

**2** 将适量麻油倒入装螺的碗里。

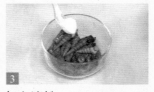

**3** 加入淀粉。

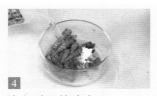

**4** 注入适量的清水。

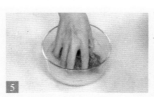

**5** 用手抓洗一会儿。

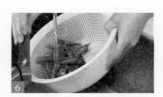

**6** 将螺捞起，冲洗一下，沥干即可。

# 墨鱼

*Moyu*

● 食用量 ●
每次30~50克

| 盛产季节 | | | | | | | | | | | |
|---|---|---|---|---|---|---|---|---|---|---|---|
| 1月 | 2月 | 3月 | 4月 | 5月 | 6月 | 7月 | 8月 | 9月 | 10月 | 11月 | 12月 |

2~11月

『别名』

乌贼、花枝、
墨斗鱼、乌鱼

『性味归经』

性微温，味咸，
归肝、肾经

『墨鱼简介』 在浩瀚的东海，生长着这样一种生物，它像鱼类一样遨游，但并不属于鱼类，它就是墨鱼。它是我国著名的海产品之一，深受群众喜爱。

『营养成分』 含蛋白质，糖类，钾、碘、磷、硒，维生素E、叶酸等。

热量
**347**
千焦/100克

## 认识墨鱼

### 食 材 功 效

❶墨鱼含蛋白质、糖类、多种维生素和钙、磷、铁等矿物质，具有壮阳健身、益血补肾、健胃理气的功效。

❷墨鱼味咸、性微温，入肝、肾经，具有通经、催乳、补脾、滋阴、调经、止带之功效，可用于妇女经血不调、水肿、湿痹、痔疮、脚气等症的食疗。

一般人群均可食用，但高血脂患者应慎食。

❶食用墨鱼的方法有红烧、爆炒、熘、炖、烩、凉拌，还可制成特色食品——乌鱼馅饺子和乌鱼肉丸子。
❷墨鱼子分切小块，更易入味。
❸食用新鲜墨鱼时一定要去除内脏，因为其内脏中含有大量的胆固醇。

『青椒墨鱼卷』

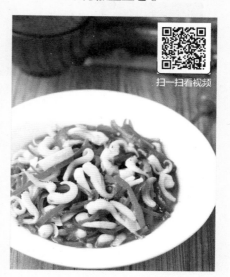

扫一扫看视频

❶墨鱼和母鸡一起煮食，可用于产妇补益气血、增加乳汁。
❷墨鱼与鹌鹑蛋一起煮汤食用，可用于治疗贫血、头晕、闭经。
❸墨鱼与冬瓜及粳米一起煮粥，可用于补脾益胃、利水消肿。

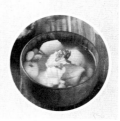

## 墨鱼的种类

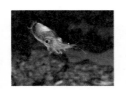

◎雏乌贼

身长不超过1.5厘米，和一颗花生的大小差不多，它生活在日本海浅海的水草里，其模样同一般的乌贼非常相似。

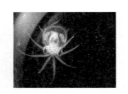

◎玻璃乌贼

主要分布在中大西洋海脊，由于身体近透明状，由此得名。它们的眼上生有轻器官，并且拥有将自己滚成球的能力。

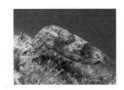

◎拟目乌贼

胴部盾形，胴背具一些眼状斑，间杂许多较细的横条纹。肉鳍最大宽度略小于胴宽的1/4，位于胴部两侧全缘，在后端分离。

## 墨鱼选购

❶观外形：品质优良的鲜墨鱼，身上有很多小斑点，并隐约有闪闪的光泽。肉身挺硬、透明。

❷看颜色：鲜墨鱼身体后端应当略带黄色或红色，像是被火烧焦的样子。捞捕后的墨鱼会先变白，斑点也变大，最后变成红色，这是逐渐变得不新鲜的表现。

❸摸软硬：按压一下鱼身上的膜，鲜墨鱼的膜紧实、有弹性。还可扯一下鱼头，鲜墨鱼的头与身体连接紧密，不易扯断。

## 墨鱼储存

◎墨鱼干的保存比较简单，鲜墨鱼的保存就要多一些工序了。

❶墨鱼干应放在冰箱里储存。如果没有冰箱，或冰箱装不下，可挂在窗台、阳台或通风的地方，或用白纸包起来保存。

❷新鲜墨鱼可以在去除表皮、内脏和墨汁后，清洗干净，用保鲜膜包好，放入冰箱冷藏室，两天内需食用完。或者放入冷冻室，可保存较长时间。

◎从市场买回的墨鱼，可以用淀粉清洗法和开腹清洗法来清洗干净。

◎淀粉清洗法

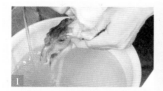

用手撕开墨鱼的表皮，去掉外皮。

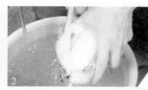

掰开墨鱼的身体，将鱼骨拉出。

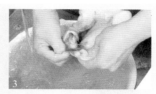

把内脏和眼睛摘除，取凹片状的墨鱼肉冲洗干净。

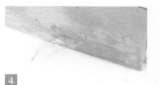

把墨鱼肉切成块。

墨鱼肉加一勺淀粉、适量清水，浸泡10分钟左右。

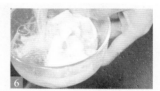

将墨鱼肉放在水龙头下冲洗即可。

◎开腹清洗法

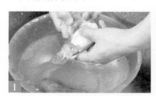

用手将墨鱼的外皮剥开、去除，掰开墨鱼的腹部。

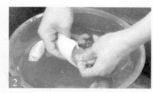

去除墨鱼腹部的软骨和墨囊，留下凹片状的鱼肉。

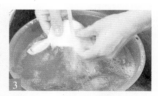

用清水把墨鱼腹部的肉块清洗干净。

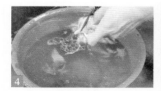

把头部剪开。

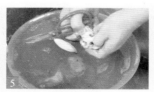

头部的外皮剥掉。

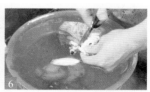

剪掉墨鱼的眼睛即可。

# 墨鱼切法

◎墨鱼经过刀工处理后，容易烹饪入味，夹取食用也方便。墨鱼常见的改刀方法有切菱形块、墨鱼花、片、条、丁等。

## ◎切菱形块

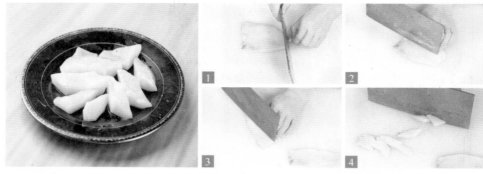

①取洗净的墨鱼肉，把尖角部分切除。
②将墨鱼肉从中间对半切开。
③把墨鱼肉切成条状。
④将墨鱼条切掉一角，再切成菱形块即可。

## ◎切墨鱼花

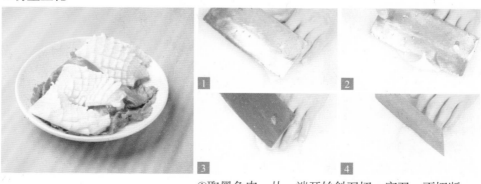

①取墨鱼肉，从一端开始斜刀切一字刀，不切断。
②将整个鱼块依次切好一字刀。
③调整角度，在原有的一字刀上垂直切一字刀。
④依此方法将墨鱼肉打上花刀，再切块即可。

## ◎切片

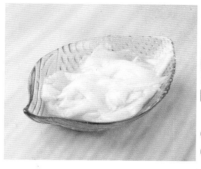

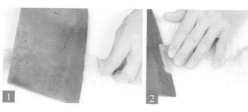

①从一端开始，斜刀法切墨鱼肉。
②将所有的墨鱼肉斜切成厚薄一致的长方片。

## ◎切条

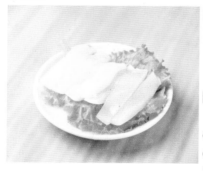

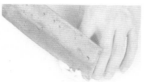

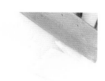

①取一块洗净的墨鱼肉，将肉块边缘切整齐。
②直刀从一端开始切条，依次将墨鱼肉切成差不多宽度的条状即可。

## ◎切丁

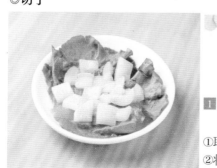

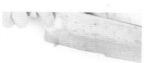

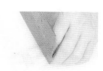

①取一块洗净的墨鱼肉，将肉块切整齐。
②将墨鱼肉切成条状，再改刀切成丁状。

# 鱿鱼

*Youyu*

● 食用量 ●
每次30～50克

『鱿鱼简介』 鱿鱼属软体动物，是生活在海洋中的软体动物。大家习惯上称它们为鱼，其实它并不是鱼，它是凶猛鱼类的猎食对象。

『营养成分』 含蛋白质，脂肪，糖类，钙、磷、硒、钾等。

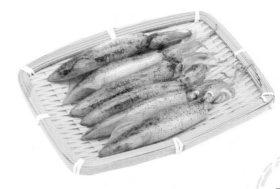

热量
**1310**
千焦/100克

### 盛产季节

| 1月 | 2月 | 3月 | 4月 | 5月 | 6月 | 7月 | 8月 | 9月 | 10月 | 11月 | 12月 |
|---|---|---|---|---|---|---|---|---|---|---|---|
| | | | | | | 7、8月 | | | | | |

『别名』
枪乌贼、柔鱼、
竹快子、小管仔

『性味归经』
性平，味甘、咸，
归肝、肾经

## 认识鱿鱼

### 食材功效

❶鱿鱼富含钙、磷、铁元素，利于骨骼发育和造血，能有效治疗贫血。

❷鱿鱼含有的多肽和硒等微量元素，有抗病毒、防辐射的作用。

❸鱿鱼是含有大量牛磺酸的一种低热量食物，可预防成人病，缓解疲劳。

一般人群均可食用，高血脂、高胆固醇血症、动脉硬化及肝病患者慎食。

## 烹 饪 指 南

❶鱿鱼出锅前，加入非常稀的水淀粉，可以使鱿鱼更有滋味。

❷干鱿鱼发好后可以在炭火上烤，熟后直接食用，也可氽汤、炒食和烩食。

## 美 味 菜 肴

### 『炸鱿鱼圈』

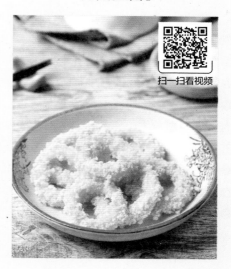

扫一扫看视频

## 鱿鱼的种类

◎枪乌贼
又称句公。身体细长，呈长锥形，有10只触腕，其中2只较长。

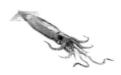

◎柔鱼
躯干部细长的鱿鱼叫"柔鱼"，小的柔鱼俗名叫"小管仔"。体色浓重，背部有黑色纵带。

## 鱿鱼选购

◎鱿鱼是一种较为常见的海鲜产品，外形跟墨鱼相似，营养丰富，味道鲜美，备受广大食客的喜爱。

新鲜鱿鱼的选购，要从以下几个方面来进行：

❶**观外形**：新鲜鱿鱼色泽光亮，鱼身有层膜，还有黏性，眼部显得清晰明亮。

❷**看颜色**：鱿鱼的肉本身是淡褐色的，制成的鱿鱼丝也是淡褐色的。现在市场上有很多纯白色的，那都是用漂白剂漂白过的，看起来很漂亮，但对身体有害。另外也有些不是白色的，但颜色不是天然的，这也跟过期、腐坏有关，不宜选购。

❸**闻气味**：新鲜鱿鱼无异味，不新鲜的鱿鱼带有腥臭味。

❹**掂重量**：新鲜鱿鱼不是越大越好，以单只300～400克为佳。

❺**摸软硬**：鲜鱿鱼有弹性，不生硬，有点微湿。摸起来硬的是陈货，越硬就越不新鲜。

鱿鱼干的选择，则可以从以下几个方面入手：

❶**观外形**：以体厚身干、肉质坚实的为优质品。

❷**看颜色**：肉透微红、无霉点的为佳。色淡黄、透明、体薄者为嫩鱿鱼，色紫体大的是老鱿鱼。纯白色的鱿鱼干，是用漂白剂漂白过的；或者虽然不是白色，但颜色有异，这也是经过化学处理的。

❸**摸软硬**：质量好的鱼干柔软，不生硬，体形完整坚实，肉肥厚。用手摸起来很干很硬的，一般都是放置很久的。

## 鱿鱼储存

◎鱿鱼干要置于干燥通风处保存，鲜鱿鱼则要放入冰箱保存。

❶**通风储存法**：干鱿鱼应该放在干燥通风处，一旦受潮应该立即晒干，否则易生虫、霉变。

❷**冰箱冷冻法**：将鲜鱿鱼去除内脏和杂质，洗净，擦干水分，用保鲜膜包好，放入冰箱冷冻室保存，可以保存一周。

◎从市场买回的新鲜的鱿鱼，要处理干净以便烹饪，可按以下步骤进行清理。

◎清水清洗法

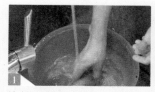

将鱿鱼放入盆中，注入清水清洗一遍。

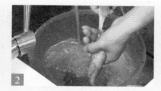

取出鱿鱼的软骨。

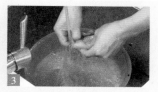

剥开鱿鱼的外皮。

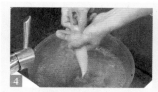

将鱿鱼肉取出后，用清水冲洗干净。

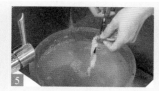

开始清理鱿鱼的头部，剪去内脏。

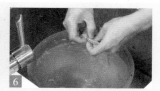

去掉鱿鱼的眼睛以及外皮，冲洗干净即可。

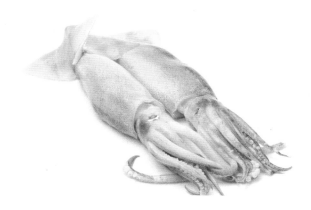

◎鱿鱼经过刀工处理后，容易烹饪入味，夹取食用也方便。常见的鱿鱼改刀方法有切麦穗形花刀、松果形花刀、鱿鱼圈、条、丁等。

## ◎切条

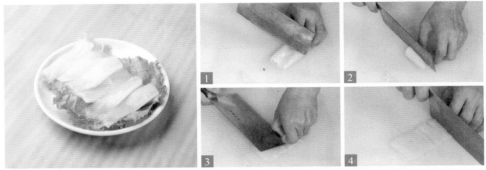

①取洗净的鱿鱼筒，按如图位置将其拦腰切断。
②从中间纵切一刀，上面一层切断，下面不切断。
③将内壁的黏膜去除。
④从鱿鱼片的一端开始，将鱿鱼肉切成条状即可。

## ◎切麦穗形花刀

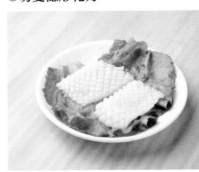

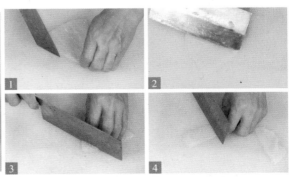

①鱿鱼筒从中间切开，但不切断，去除内壁黏膜。
②斜刀在鱿鱼上切一字刀，不要切断，多切几刀。
③直刀切一字刀，与刚刚的刀纹成90°。
④取出其中一块，切掉边角，成长方形即可。

## ◎切松果形花刀

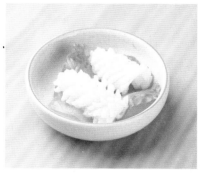
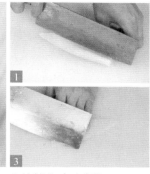
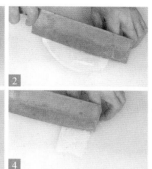
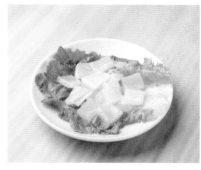

①从鱿鱼肉中间切一刀，上面切断，下面不切断。
②展开，从中间切一刀，一分为二，去除内壁黏膜。
③从一端斜刀开始依次打一字刀。
④调整角度在原有的一字刀上斜切，成松果花纹。

## ◎切丁

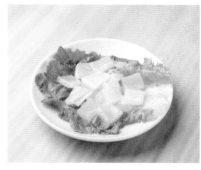
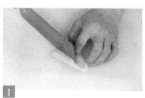
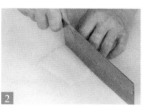

①鱿鱼筒从中间切开，但不切断，去除内壁黏膜。
②从一端开始切条，最后把条状切成丁状即可。

## ◎切鱿鱼圈

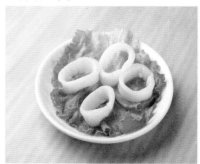
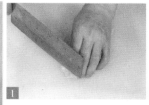
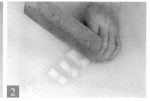

①取一块洗净的鱿鱼肉，将圆形开口切整齐。
②从鱿鱼圆形开口的那端开始用直刀切圈即可。

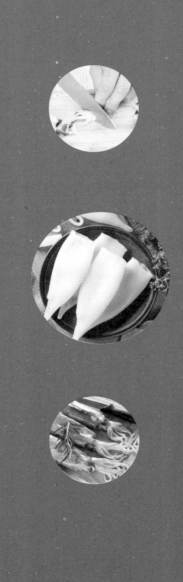

# PART 5

## 其 他 水 产

除了鱼虾蟹贝，河海中还有很多生物可供我们食用。

它们形态各异，生活习性也各不相同，

有些姿态优美，比如海蜇；

有些寿命很长，比如乌龟。

其中，有很多稀有水产已经可以人工养殖，

这些形形色色的生物，是水产的重要组成部分。

# 海参

*Haishen*

● 食用量 ●
每次80克

| 盛产季节 | | | | | | | | | | | |
|---|---|---|---|---|---|---|---|---|---|---|---|
| 1月 | 2月 | 3月 | 4月 | 5月 | 6月 | 7月 | 8月 | 9月 | 10月 | 11月 | 12月 |

4、5月

『别名』

刺参、海鼠、海男子、
海瓜皮、土肉

『性味归经』

性温，味甘、咸，
归心、肾、脾、肺经

『海参简介』 海参是生活在海边至8000米深海的海洋软体动物，以海底藻类和浮游生物为食。全身长满肉刺，广布于世界各海洋中。

『营养成分』 含蛋白质，糖类，钠、钙、镁，维生素E、胡萝卜素等。

热量
**326**
千焦/100克

## 认识海参

### 食材功效

❶海参含有一定数量的赖氨酸，被称为人体的"生长素"和"脑灵素"，能促进人体发育，增强免疫功能，并有提高中枢神经组织功能的作用。

❷海参含有丰富的锌，锌是男性前列腺功能的重要组成部分，故而食用海参具有防治前列腺炎的作用。

❸海参中微量元素钒含量丰富，可以增强造血功能。

一般人均可食用，因肉质细嫩，易于消化，所以非常适合老年人以及体质虚弱者食用，但痰多便溏者忌食。

## 烹 饪 指 南

❶胀发好的海参应反复冲洗，以除去残留的化学成分。
❷海参发好后适合于红烧、葱烧、烩等烹调方式。

## 美 味 菜 肴

『海参豆腐汤』

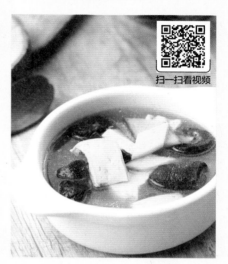

扫一扫看视频

## 实 用 小 偏 方

❶干海参10克，烧脆研末。阿胶5克，兑半杯水，炖至溶化，与海参末一起，空腹米汤送服，每日二三次，治痔疮出血。
❷海参4个，猪蹄2个。先将海参水发，把猪蹄去毛，洗净，然后一起入锅煮熟，食之，治脑血栓。

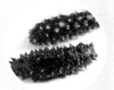

# 海参的种类

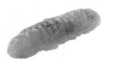

◎黄玉参
主产地在南海，圆筒形，腹面略平坦，土黄色，背部有许多疣状突起。

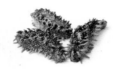

◎仿刺参
体呈圆筒状，背面隆起，上面有4～6行大小不等的肉刺。

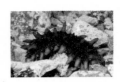

◎花刺参
体稍呈四方柱形。背面散生多数圆锥形肉刺。腹面管足排列成三纵带。

◎澳洲秃参
产自澳大利亚东北海岸与新几内亚岛等海域，口感黏滑，肉质厚，胶感足。

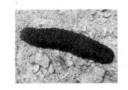

◎黑参
一般呈圆筒状，两端较细。口偏于腹面，周围有触手20个。

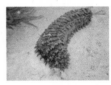

◎绿刺参
体呈四方柱形，沿着身体的棱角各有2行交互排列的圆锥形肉刺。腹面管足很多，排列成3个纵带。

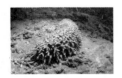

◎梅花参
形似长圆筒状，背面的肉刺很大，有点像梅花瓣状，所以人们称它为"梅花参"。

◎石参
体略呈椭圆形。肛门偏于背面，周围有5个石灰质小齿。背面隆起光滑，有稀疏的管足。

## 海参选购

❶**鲜海参**：参体应当为黑褐色，有的则颜色稍浅，鲜亮，呈半透明状。参体内外膨胀均匀，呈圆形，肌肉薄厚均匀，内部无硬心。手持参的一头，颤动有弹性，肉刺完整。

❷**干海参**：以体大、皮薄、个头整齐、肉肥厚、形体完整、肉刺齐全无损伤、光泽洁净、颜色纯正且有香味的为上乘之品。

## 海参储存

❶**鲜海参**：活海参不要开膛，放进高压锅用海水煮开10～12分钟，迅速用冷水拔凉，放进矿泉水里，放入冰箱内冷藏，可保存15天左右。

❷**发好的海参**：发好的海参不能久存，最好不超过3天，存放期间用凉水浸泡上，每天换水二三次，不要沾油，或放入不结冰的冰箱中。

## 海参清洗

◎从市场上买回的海参，如果没有经店铺处理，可采取白醋清洗法清洗处理。

◎白醋清洗法

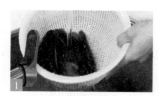
将已经剖腹的海参用流水冲洗一下。

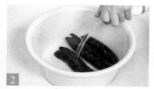
冲洗后的海参放入盆中，加白醋，注入热水。

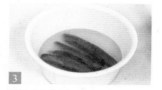
浸泡10分钟。

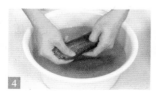
将卷着的海参肉撑开。

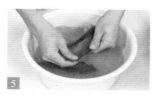
用手指甲刮除内膜。

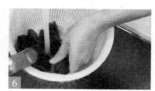
用流水冲洗一会儿即可。

## 海参切法

◎海参经过刀工处理后，容易烹饪入味，夹取食用也方便。常见的海参改刀方法有切段、片、条、丝、粒等。

◎切粒

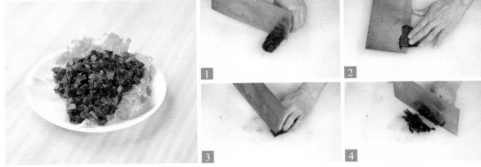

①取一块洗净的海参，从中间切开成两半。
②取其中一块，片成薄片。
③将薄片的边角切平整。
④把海参薄片切成均匀的细条状，再切粒状即可。

◎切段

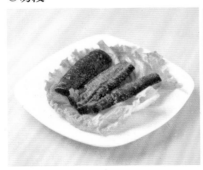

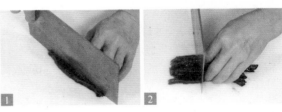

①将洗好的海参放在砧板上，撑开，纵向切长条。
②将整只海参切完，再将海参条横切成段。

166

◎切片

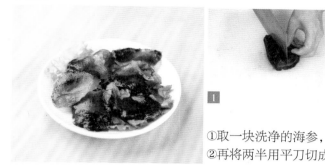

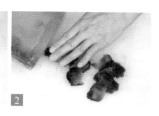

①取一块洗净的海参，从中间对半切开。
②再将两半用平刀切成均匀的薄片即可。

◎切条

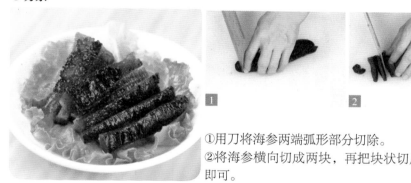

①用刀将海参两端弧形部分切除。
②将海参横向切成两块，再把块状切成均匀的条状即可。

◎切丝

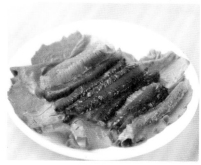

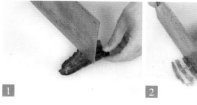

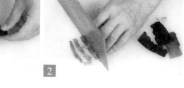

①取一块洗净的海参，对半切开。
②将海参片成薄片，再均匀地切成丝状即可。

# 海蜇

*Haizhe*

● 食用量 ●
每次约40克

『海蜇简介』 海蜇犹如一顶降落伞，也像一个白蘑菇。形如蘑菇头的部分是海蜇皮，伞盖下像蘑菇柄一样的口腔与触须是海蜇头。

『营养成分』 含蛋白质，糖类，钾、钠、钙、镁、铁、锰、锌、硒等矿物质和维生素$B_1$、维生素$B_2$等多种维生素。

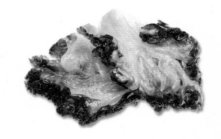

热量
**322**
千焦/100克

## 认识海蜇

### 食 材 功 效

❶海蜇含有人体需要的多种营养成分，尤其含有人们饮食中所缺的碘，是一种重要的营养食品。
❷海蜇中含有类似于乙酰胆碱的物质，能扩张血管，降低血压。
❸海蜇所含的甘露多糖胶质，对防治动脉粥样硬化有一定功效。

『别名』
红蜇、面蜇

『性味归经』
性平，味咸，
归肝、肾经

## 适合人群

一般人群都能食用，但是脾胃虚寒者慎食。

## 烹饪指南

❶食用凉拌海蜇时应适当放些醋，否则会使海蜇"走味"。

❷新鲜海蜇不宜食用，因为新鲜的海蜇含水多，皮体较厚，还含有毒素，只有经过食用盐加明矾盐渍3次（俗称"三矾"），使鲜海蜇脱水3次后，才能让毒素随水排尽。

## 美味菜肴

『陈醋黄瓜蜇皮』

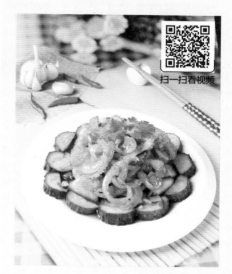

扫一扫看视频

---

### 实用小偏方

❶海蜇皮50克，鲜猪肉100克，炖熟服，每日1次，治哮喘。

❷取海蜇皮50克，洗净；荸荠100克，去皮切片。同煮汤。吃海蜇皮、荸荠，饮汤，每日2次，可清热化痰、滋阴润肺，适用于阴虚阳亢的高血压患者。

❸海蜇皮280克，大枣280克，红糖125克，浓煎成膏，每次1汤匙，每日2次，治胃溃疡。

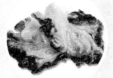

## 海蜇的种类

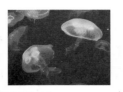

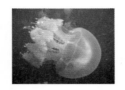

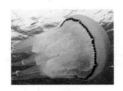

◎普通海蜇
外伞表面光滑，胶质层厚实，每1/8伞缘有14～20个舌状缘瓣。无触手。感觉器8个，分别位于主辐管和间辐管的末端。

◎黄斑海蜇
外伞部表面有许多短小而尖硬的疣突，并有黄褐色的斑点。每1/8伞缘有8个长椭圆形的缘瓣。

◎沙海蜇
大型水母类，呈半球状，外伞表面密布细小的颗粒。缘瓣数目变化较大，通常1/8伞缘有14个。

## 海蜇选购

◎市售的海蜇皮多以干品形式出现，选购要注意以下几个方面：

❶观外形：优质海蜇皮呈白色或淡黄色，有光泽感，无红斑、红衣。

❷闻气味：闻之无腥臭等异味的，此为上等品。

## 海蜇储存

◎取盐和明矾，比例为500克海蜇皮兑50克盐、5克明矾。将盐和明矾放入温开水中化开，等凉后倒入坛中，最后放入海蜇皮，浸泡好后密封坛子，这样能保存很长的时间。

## 海蜇清洗

❶盐水清洗法：将海蜇皮平摊在案板上，切成丝状，泡入50%浓度的盐水中，用手搓洗片刻后捞出，再用50%浓度的盐水浸泡，连续两三次，就能把海蜇皮泡发，且将夹在里面的泥沙全部洗掉。再用清水冲洗沥干，即可用于烹饪。

❷苏打水清洗法：将海蜇皮置于20℃的温水中浸泡2小时，捞出洗净，切丝，再次放入清水中，将苏打按照与海蜇1∶50的比例加入水中，浸泡20分钟洗净即可。

# 海胆

*Haidan*

● 食用量 ●
每次约30克

6、7月

『别名』
刺海螺、刺锅子、
海锅

『性味归经』
性平，味咸，
归肝、肾、胃经

『海胆简介』　海胆是一种无脊椎动物，有一层硬壳，壳上布满了许多刺样的东西，叫棘。海胆的形状有球形、心形和饼形。

『营养成分』　含蛋白质，还含有维生素A、维生素D，磷、铁、钙，脂肪等。

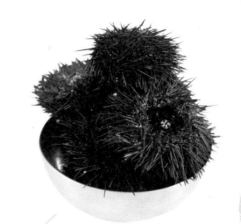

热量
**623**
千焦/100克

## 认识海胆

### 食材功效

❶海胆卵中含脂肪酸，对预防心血管疾病有好处。

❷海胆以其生殖腺供食，其生殖腺中含有二十碳五烯酸，占总脂肪酸的30%以上，可预防心血管病。

❸海胆的外壳、海胆刺、海胆卵黄等，可辅助治疗胃及十二指肠溃疡、中耳炎等。

❹中医认为海胆卵味咸、性平，有化痰消肿之功效。

一般人群均可食用。

❶海胆的吃法多种多样，不论是新鲜的海胆卵黄，还是经过加工的任何系列品种，都可用于清蒸、煎炒、做冷盘或烹调成汤。生吃也是一种吃法，但需考虑个人体质和出产海域环境状况，须慎重。

❷因为海胆有咸鲜的味道，盐要适当少放。

❶去刺的海胆壳，用量3～6克，水煎服，治积痰不化。

❷取海胆壳6克，夏枯草15克，贝母9克，用水煎服，治疗颈淋巴结核。

❸海胆壳煅灰研末，适量冲服或涂抹，对治胃炎及十二指肠溃疡、中耳炎、颈淋巴结核、中胸肋、甲沟炎有疗效。中耳炎患者可用海胆的棘刺和着白蜡磨粉，吹入耳内。

## 海胆的种类

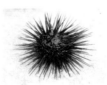

◎光棘球海胆
呈球形，壳薄。口面平坦，围口部边缘稍向内凹，相近的步带等于或略宽于间步带，但向上则步带较窄，约为间步带的2/3。

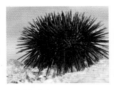

◎马粪海胆
一般呈半球形，高度约等于壳的半径。自顶端向四周辐状排列的壳板，为相间排列的5个步带及5个间步带。

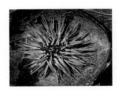

◎紫海胆
体半球形，壳坚固。步带和间步带各有大疣2纵行，大疣两侧各有中疣1纵行，其间沿中线还有交错排列的中疣1纵行。

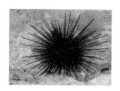

◎北方刻肋海胆

壳较低平，步带狭窄，其有孔带很窄，管足孔很小。间步带宽，各间步带板缝合线处的凹痕大而明显，边缘略倾斜，且内端深陷成孔状。

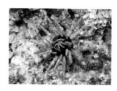

◎细雕刻肋海胆

体呈高圆锥形，壳厚而坚，步带宽约为间步带的2/3，各步带板的缝合线处有明显的三角形凹痕。管足孔每3对排列成弧形。

## 海胆选购

❶看黏液：海胆身上的刺干净、无任何附着物表示非常新鲜；当海胆顶上有金黄色的黏液时，表示新鲜程度一般，因为这些黏液是海胆的胆黄，当海胆离开海水一定时间后就会因缺氧而开始分泌胆黄；另外，当看到某只海胆顶上有白色的黏液时，也不要选购，这表示这只海胆很快就会死掉。

❷看颜色：打开海胆壳之后可以看一下海胆的颜色，以颜色金黄的为佳。

## 海胆储存

◎海胆捕捞出水后，在空气中放置半日至一日，海胆黄即可能发软变质，不能食用。所以，从市场上买回家的海胆，要么即时烹煮，要么冷冻保存，即食即取。

**冷冻保存**：把胆黄都剔出来，放入容器里。加入适当清水，冷冻起来。吃的时候拿出一份来，化开就可以余烫了。但是保存时间不宜过长，以3天为宜。

## 海胆清洗

◎用剪刀沿海胆嘴外周剪开一圈，取下带嘴的"盖子"，就能看见海胆黄。海胆黄共5个，色泽金黄，呈五角星状贴于壳的内壁之上。仔细将海胆黄上覆盖的黑色膜状物撕下，再用小刀小心地将卵黄剔下来，用清水漂洗干净，用于蒸调和蘸料生食。

# 乌龟

*Wugui*

● **食用量** ●
每次约30克

『 **别名** 』

金龟、草龟、
泥龟、山龟

『 **性味归经** 』

龟肉味甘、酸，性温，
归肝、肺、肾经
龟板味甘、咸，性寒，
归肝、肾、心经

『乌龟简介』 本书介绍的乌龟均为人工养殖，可食用的乌龟。龟是最常见的龟鳖目动物之一。特征为身上长有非常坚固的甲壳，受袭击时龟可以把头、尾及四肢缩回龟壳内。

『营养成分』 含蛋白质，脂肪，糖类，维生素A、维生素$B_1$、维生素$B_2$，钙、钾等。

**热量**
**502**
千焦/100克

## 认识乌龟

### 食 材 功 效

❶龟肉中的乌龟蛋白很容易被人体吸收，有一定的抗癌作用，能抑制肿瘤细胞，并可增强机体免疫功能。
❷龟肉味甘、咸，性平，具有养阴补血、益肾添精、止血之功效，可用于血虚体弱、阴虚骨蒸潮热、久咳咯血、久疟、肠风下血、心烦不寐、筋骨疼痛、肢体拘挛不利等疾病的食疗。

一般人群皆可食用。

❶龟肉配土茯苓熬膏服食，可缓解疔肿、湿疹等。

❷龟肉加适量水煮烂，食盐调味食之，一日2次，治小儿遗尿。

❸龟肉500克，小公鸡肉适量，共炖熟食之，治老人尿多。

❹龟板及龟壳烤焦存性，研细末，每日2次，每次服3克，两个月为一疗程，治骨结核。

『百合红枣乌龟汤』

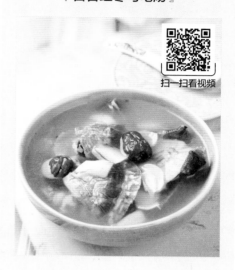

扫一扫看视频

## 乌龟的种类

◎草龟

人工饲养的草龟背部为棕色或黑色，背部有3条棱。腹甲棕黄色，有斑块，头侧面及咽喉部、颈部有黄色的斑点。

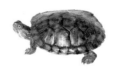

◎巴西红耳龟

因其头顶后部两侧有2条红色粗条纹，故得名。红耳龟在市面上更经常被叫做巴西龟，大多数种类产于巴西。

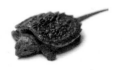

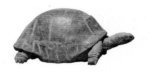

◎小鳄龟
人工饲养的小鳄龟雄性体形较大，长尾，长度是腹甲长度的86%，泄殖孔位于背甲边缘之外；雌性短尾，长度小。

◎亚洲巨龟
人工饲养的亚洲巨龟背甲呈灰褐色，高耸成拱形，后端为齿状，中央有突起的脊棱。头部呈灰绿色至褐色，点缀黄色、橙色或粉红色的斑点。

## 乌龟选购

❶观外形：要挑选颜色亮的，身上没有白色病斑，龟壳完整圆滑，没有凹陷的。

❷看活力：拿起乌龟，用手慢慢地扯它的四肢，感觉乌龟四肢伸缩能力强的就是好乌龟。四肢很容易被扯动的乌龟不健康。把乌龟翻过身，背部朝下，腹部朝上，能迅速把身体翻正的就是健康乌龟。

## 乌龟储存

◎如果买回家的活乌龟一时不用于烹饪，可用能装水的容器来饲养、保存。饲养乌龟的用水，不宜过多、过深，一般只需2~3厘米，与龟背持平即可。

◎拿一根筷子挑逗乌龟来咬，它咬住后就不会松口，此时用刀、斧子一类的利器，迅速把伸出来咬住筷子的脑袋砍掉，用盆接住流出来的血，然后去壳去内脏即可。

◎去壳清洗法

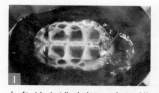 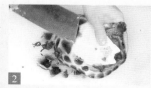 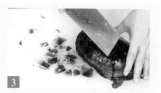

| 乌龟放入沸水锅，氽烫捞出，洗净。 | 将乌龟侧放，将乌龟腹部的壳剔除。 | 用刀背将乌龟的外壳敲碎，剔除龟壳，洗净。 |

## 乌龟切法

◎乌龟经过刀工处理后，便于烹饪入味，食用方便，常见的改刀法是切块。

◎切块

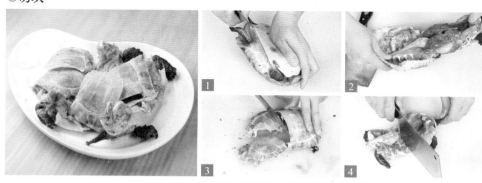

①洗净去壳的乌龟从腹甲的两侧切开。
②将腹甲从尾部撬开，扯出内脏，洗净。
③取龟壳，从中间敲裂，切块。
④取龟腹甲，从中间切开，切成块状即可。

# 甲鱼

*Jiayu*

● 食用量 ●
每次约30克

| 盛产季节 | | | | | | | | | | | |
|---|---|---|---|---|---|---|---|---|---|---|---|
| 1月 | 2月 | 3月 | 4月 | 5月 | 6月 | 7月 | 8月 | 9月 | 10月 | 11月 | 12月 |
| | | | 四季 | | | | | | | | |
| | | | | | | | | | | | |

『别名』
鳖、王八、
老鳖、水鱼

『性味归经』
性平，味甘，
归肝经

『甲鱼简介』　甲鱼是我国传统的名贵水产品，自古以来，就以美味、滋补闻名于世，是一种用途很广的滋补品和中药材料。

『营养成分』　蛋白质，脂肪（特别含不饱和脂肪酸DHA、EPA），铁、钙，动物胶及多种维生素。

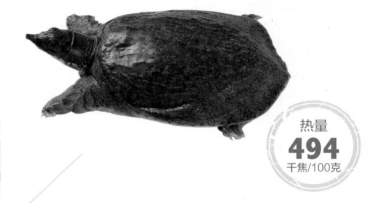

热量
**494**
千焦/100克

## 认识甲鱼

### 食 材 功 效

❶甲鱼肉富含DHA、EPA，有助于儿童智力发育。

❷甲鱼亦有较好的净血作用，常食可降低血胆固醇，因而对高血压、冠心病患者有益。

❸甲鱼富含动物胶、角蛋白、铜、维生素D等营养素，能够增强身体的抗病能力，调节人体的内分泌功能，也可以提高母乳质量、增强婴儿的免疫力。

一般人群均可食用，尤其适合体虚、肝肾阴虚、营养不良之人食用。但食欲不振、消化功能减退者，孕妇或产后虚寒、脾胃虚弱、腹泻之人忌食。

## 烹 饪 指 南

❶洗甲鱼时，应将甲鱼背上的膜刮去，否则烧出的甲鱼腥味很浓。刮膜的办法是用开水在甲鱼的背部烫一下，然后用手将膜撕去即可。

❷甲鱼营养丰富，既可煲汤，亦可红烧，亦可作为火锅料食用。

❸煮甲鱼时不宜用沸水，宜用砂锅或铁锅，切不可用高压锅。

## 美 味 菜 肴

『红参淮杞甲鱼汤』

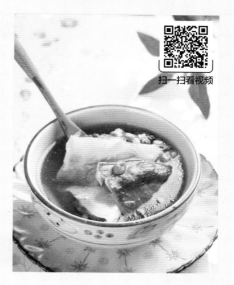

扫一扫看视频

### 实 用 小 偏 方

❶取甲鱼1只（约500克），炒山甲15克，炒皂刺10克，蒲公英15克，连翘10克。将甲鱼去除内脏、爪尾、头颈，切块放入大汤碗内。把以上四味药碾碎放入纱布袋，码在甲鱼周围，再加入葱、姜、黄酒、盐、生板油等调味品，兑入清汤没过碗内诸物为度，上笼蒸2小时。待甲鱼烂熟，拣去药袋，分顿食用。此方适于乳腺炎脓肿期。

❷甲鱼 500克，生独头大蒜200克。水煮烂熟，勿入盐，淡食之，治疗肝硬化腹水。或用鳖甲30～60克，大蒜15～30克为基础，随证加味，水煎服。

# 甲鱼的种类

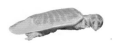

◎黄河鳖
属中华鳖的黄河群体，黄河鳖有两个明显的特征，就是背甲是黄绿色的，腹甲是黄色的。

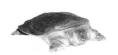

◎中华鳖
本品种体躯扁平，呈椭圆形，背腹具甲。通体被柔软的革质皮肤，无角质盾片，无鲜明的淡色斑点。

◎黄沙鳖
中华鳖的地方种，体色金黄，背甲上清晰可见脊椎骨和肋骨的结构排列形状花纹。

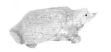

◎马蹄鳖
大小似马蹄的鳖。

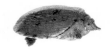

◎美国鳖
具有个体较大、生长迅速、裙边阔、外形扁圆等特点。

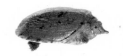

◎清溪花鳖
主要分布在太湖流域一带，其鳖纹比较大，性格凶残。

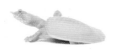

◎珍珠鳖
体形基本呈椭圆形，颜色金黄，比中华鳖光亮。而小苗颜色乌黑，背甲带有珍珠似的斑点，头部较小。四肢较扁，指、趾间满蹼，均具3爪。

## 甲鱼选购

❶**观外形**：凡外形完整，无伤无病，肌肉肥厚，腹甲有光泽，背甲肋骨模糊，裙厚而上翘的为优等甲鱼。

❷**看反应**：用手抓住甲鱼的后腿处，活动迅速、四脚乱蹬、凶猛有力的为优等甲鱼；如活动不灵活，四脚微动甚至不动，则为劣等甲鱼。把甲鱼仰翻过来平放在地，如能很快翻转过来，且逃跑迅速、行动灵活的为优等甲鱼；翻转缓慢、行动迟钝的为劣等甲鱼。

## 甲鱼储存

**冰箱保鲜法**：先将甲鱼固定住，可放在与它差不多大小的盒子里，或用网袋包装好。放入冰箱保鲜区，把温度调到2~8℃，主要根据地区而定。如果当地天气温差不是很大，也不是太热，可以略调高点，保持在5~10℃。之后不要经常性地碰触它，基本上保持2天左右观察一次，看看它是否有活力。如感觉缺乏活力了，就需要赶紧宰杀掉，因为甲鱼死亡后是不能食用的。一般甲鱼在这种温度下是处于"冬眠"状态的，所以一般不会出现很快死亡的情况。此为春、夏季节常用的储存方法。

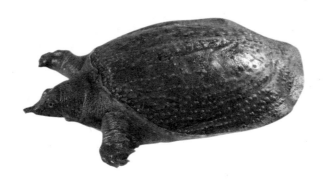

## 甲鱼清洗

◎从市场上买回的甲鱼，如果未经店铺处理，可自己采取余烫清洗法来处理。

◎余烫清洗法

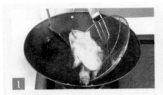 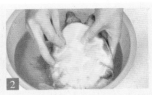 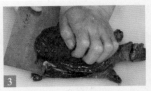

1 沸水锅中放入甲鱼，烫约5分钟，捞出。

2 将甲鱼放入清水中，去掉黑膜及肚子上的薄皮。

3 从甲鱼的裙边下沿周边切开，内脏剪掉洗净即可。

## 甲鱼切法

◎甲鱼经过刀工处理后，容易烹饪入味，夹取食用也方便。常见的甲鱼改刀方法是整只分割。

◎整只分割

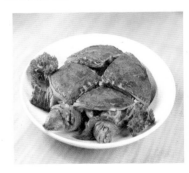 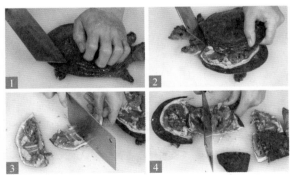

①取一只去除了外部皮、膜的甲鱼，在背上平切一刀，沿着甲鱼的裙边切开，将甲鱼壳掰开。
②在脖子上切一刀，将身体分成上下两半。
③取甲鱼的上半部分，切成四小份。
④取下半部分甲鱼，切成四份即可。

# 雪蛤

*Xueha*

● **食用量** ●
每次10~15克

『**别名**』

林蛙、东北林蛙、
蛤士蟆、蛤蟆

『**性味归经**』

性平，味咸，
归肺、脾经

『雪蛤简介』 野生雪蛤生长于中国东北林区的一种珍贵蛙种，是一种珍贵的蛙科两栖类动物，本书中雪蛤为人工养殖可食用雪蛤。

『营养成分』 含有蛋白质，维生素A、B族维生素、维生素C、维生素D，脂肪，磷脂化合物等。

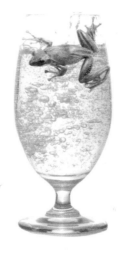

热量
**548**
千焦/100克

## 认识雪蛤

### 食 材 功 效

❶雪蛤能美容养颜。雪蛤经充分溶胀后释放出的胶原蛋白、氨基酸和核酸等物质，可促进人体，特别是皮肤组织的新陈代谢，保持肌肤光洁。

❷雪蛤有修护作用。雪蛤肉含有丰富的胶原蛋白，与人体皮肤有较好的亲和力，极易被皮肤吸收，对防止手足皲裂、保湿、止痒、淡化色斑都有较好的功效。

一般人群均可食用，尤其适宜商务人士、学子、司机、长途旅行者及疲劳者、贫血者食用。雪蛤含有较多的雌性激素，所以阳虚、患有感冒、大便稀烂的人都不适合食用，否则会产生不良反应，加重症状。

## 烹饪指南

❶雪蛤需要泡发5小时以上。真正的雪蛤会泡发得特别大，可以发到55倍以上。
❷发霉的雪蛤不可再食用，以免影响健康。

## 实用小偏方

❶取雪蛤5克，加入适量的冷水泡涨开后，加入适量冰糖和红枣3~5枚，蒸调羹，早晨空腹服用，日服1次，治身体衰弱、神经衰弱。
❷用雪蛤蒸、烧、炒菜等，成菜色泽雪白晶莹，肉质细嫩，能降血压，提高身体免疫力。

## 雪蛤的种类

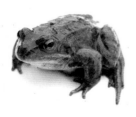

◎长白山亚种雪蛤
腹部油大饱满，其明显标志为背部有类似"人"字形的图案。腹部为黄色，并有云状淡红。

## 雪蛤选购

◎好的雪蛤可以从以下三个方面来鉴别质量和真伪：

❶**观外形**：以完整、少碎片的为上，不要买支离破碎、残缺不全的。真正的雪蛤都有股轻微的腥味，微微带点黄色，太白的可能是漂白的。

❷**辨干湿**：确认它是干剥还是湿剥，也就是吊干才剥还是生剥。后者并非是劣质品，价格会比干剥的便宜，但含水率高达20%～50%，药用价值会比干剥的低。

❸**看"发头"**：越是靓的雪蛤，浸发率越高，优质雪蛤浸发后可达到1：60的比例。而品质不高的雪蛤，则只能一发五。

## 雪蛤储存

◎对雪蛤的保存来说，防潮是关键，一旦受潮就会影响其品质。

❶**通风保存法**：纯干品野生雪蛤，放在带盖的玻璃瓶中，拧紧盖子，置于通风干燥处，就可以长期保存。

❷**冰箱冷藏法**：将预计15天内可吃完的干雪蛤装入保鲜袋，封住口，以免受潮变质，存放在冰箱冷藏室内保存。

❸**冰箱冷冻法**：雪蛤比燕窝更容易发霉，所以含潮的雪蛤必须放在冰箱或冷柜中冷冻保存，而且最好是真空密封保存。

## 雪蛤清洗

◎市售雪蛤一般为干品，需要泡发后去杂质，除去腥味后再用于烹调。有以下两种清洗方法：

❶**泡发氽烫法**：干雪蛤冲洗一下，加矿泉水泡一夜至发涨，挑净杂质、血丝，冲洗一下，在沸水中氽煮约10秒钟，沥干即可。注意，血丝一定要去除干净。

❷**温水浸泡法**：将干雪蛤放在大碗里，用温水浸泡2个小时后换水，然后浸泡1小时左右，反复连续2次，再漂洗雪蛤，去除雪蛤里面的杂质，冲洗干净即可。

# 牛蛙

*Niuwa*

● **食用量** ●
每次约50克

| 盛产季节 |
|---|

| 1月 | 2月 | 3月 | 4月 | 5月 | 6月 | 7月 | 8月 | 9月 | 10月 | 11月 | 12月 |
|---|---|---|---|---|---|---|---|---|---|---|---|
| | | | | | 四季 | | | | | | |

『 **别名** 』

喧蛙、食用蛙

『 **性味归经** 』

性平，味甘，
归膀胱、脾、胃经

『牛蛙简介』　牛蛙是独居的水栖蛙，因其叫声大而得名。鸣叫声洪亮，酷似牛叫，故名牛蛙，本书牛蛙均为人工养殖。

『营养成分』　含蛋白质，糖类，维生素$B_1$、维生素$B_2$、烟酸，钙、磷、钾、钠、镁、铁、锌、铜等。

热量
**339**
千焦/100克

## 认识牛蛙

### 食 材 功 效

❶牛蛙含有丰富的蛋白质和钙、磷，有助于青少年的生长发育，可缓解中年人的更年期骨质疏松。
❷牛蛙所含的维生素E和锌、硒等微量元素，能延缓机体衰老，润泽肌肤，防癌抗癌。

一般人皆可食用，胃弱或胃酸过多的患者最宜吃蛙肉。

## 烹 饪 指 南

❶牛蛙肉质细嫩，所以烹制时间不宜过长，否则牛蛙肉会老韧。
❷牛蛙肉中易有寄生虫卵，定要加热至熟透再食用。

## 实用小偏方

❶牛蛙去内脏，煮熟，加白糖，每次1只，日服1次，连续服用。本方可治浮肿。
❷牛蛙1只，红糖100克，白酒100毫升，百部15克。煮熟后一次食之，每日1次，可治骨结核。
❸活牛蛙2个，鲜仙人掌适量，捣烂，用绿豆面调成膏，贴肝区。本方可治急性传染性肝炎。
❹牛蛙1~3个炖食，内服。本方可治虚劳咳嗽、小儿疳积。

## 牛蛙的种类

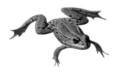

◎西方牛蛙
分布于北美洲西海岸。体呈扁平状而伸长，四肢细而发达，头部阔而有锐角，前部为圆形。眼大，耳小。

◎沼泽绿牛蛙
身体为浅绿色，背部及腿部有黑点，其他形态、习性与其他牛蛙极相似。它常和其他牛蛙生活在美国的同一环境中。

◎非洲牛蛙

体形巨大，体重可达2千克，体长20厘米以上，雄性体形大于雌性。食性广泛，可食用小鸟、老鼠、青蛙、昆虫或蝎子等。

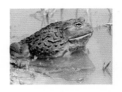

◎印尼牛蛙

体长20厘米，头宽9厘米，前肢长达11厘米，后腿7厘米。体重最大可达1.5千克。体呈黑色或绿色。分布于印尼苏门答腊岛的武吉巴里山一带。

## 牛蛙选购

◎有的牛蛙皮肤颜色较深，有的颜色较浅，这个无关紧要。主要是看牛蛙的健康状态，尽量避免买到生病的牛蛙。

❶看体表：牛蛙生病的状态主要有红腿病，就是大腿边上红肿、肥大。还有就是眼睛缺失、嘴巴缺角等等，这样的情况都是因为病菌感染导致牛蛙伤口溃烂。还有肚子太大也是病状，全身膨大，特别是肚子。

❷看反应：牛蛙活泼时，你碰它的头，下巴会弯曲，勾进来是最好的，因为说明它有生理反应，比较健康，那就可以放心选购。

## 牛蛙储存

◎牛蛙肉不宜储存，建议即买即食。买来的活牛蛙，如果要保存，放在桶里，加1～2厘米高度的水，盖上加重了的盖子，可以活3天。

## 牛蛙清洗

◎从市场上买回的牛蛙，如果未经店铺处理，可自己采取斩头清洗法清洗处理。

◎斩头清洗法

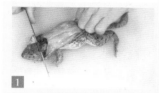

**1** 用刀在头部与前肢处划一个口子，将皮褪掉。

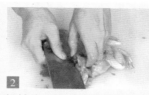

**2** 切掉头，切开牛蛙的身子，露出内脏。

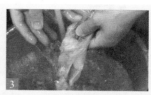

**3** 将肠子及其他污物清理干净即可。

## 牛蛙切法

◎牛蛙经过刀工处理后，容易烹饪入味，夹取食用也方便。常见的牛蛙改刀方法有切块、切球等。

◎切块

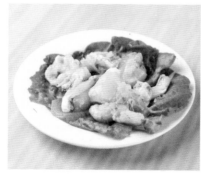

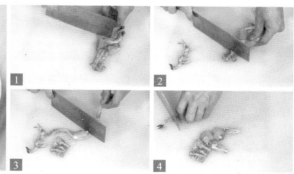

①取一只洗净、剥皮的牛蛙，将其前腿切下。
②在躯干中间切一刀。
③将牛蛙的躯干切成小块。将两条蛙腿切开。
④将蛙腿切成块状，切掉脚趾。将蛙身与蛙腿的肉块一起装盘即可。

# 海藻

*Haizao*

● 食用量 ●
每次15克

『海藻简介』 海藻是生长在海中的藻类，包括数种不同类以光合作用产生能量的生物，通常固着于海底或某种固体结构上。

『营养成分』 含蛋白质，糖类，钙、铁、碘等矿物质。

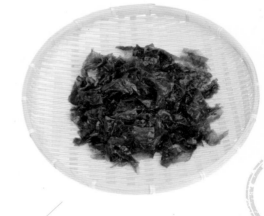

热量
**96**
千焦/100克

『别名』
大叶藻、大蒿子、
海根菜、海草

『性味归经』
性寒，味苦、咸，
无毒，归肺、脾、肾、
肝、胃经

## 认识海藻

### 食 材 功 效

❶海藻中含有大量的碘，能明显降低血液中的胆固醇含量，常食有利于维持心血管系统的功能，使血管富有弹性，从而保障皮肤营养的正常供应。

❷海藻中的蛋氨酸、胱氨酸含量丰富，能防止皮肤干燥，常食还可使干性皮肤富有光泽，使油性皮肤减少油脂分泌。

❸海藻含维生素丰富，可维护上皮组织健康生长，减少色素斑点。

❹海藻中的藻胶酸可与放射性元素锶结合成不溶物排出体外，使锶不致在体内引起白血病等。

## 适 合 人 群

一般人群均可食用，但是脾胃虚寒者忌食。

## 烹 饪 指 南

作为干制品，食用前应将海藻先短时间泡洗，蒸熟，再清洗改刀，才能用于烹饪。

### 实用小偏方

❶海藻15克，昆布10克。水煎分3次服，每日1剂。本方治甲亢。

❷海藻30克，白茅根20克。冷水浸泡洗净，切细，水煎分3次服，可酌加白糖通节，每日1剂，连服5~7日。本方治鼻出血。

❸海藻、生牡蛎各20克，玄参12克，夏枯草、浙贝母各9克。水煎分3次服，每日1剂。本方治淋巴结核肿大。

## 海藻的种类

◎裙带菜

是褐藻植物海带科的海草，被誉为"海中蔬菜"。一般叶片较海带薄，外形像大破葵扇，也像裙带。

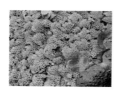

◎海木耳

又叫长寿菜、蒙旦海木耳，产于海洋深处。颜色红褐、黄绿或黄褐色，呈较宽的叶膜状。

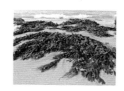

◎海白菜

藻体碧绿色，单独或丛生，高10~14厘米，形体常有大小不等的孔。

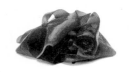

◎海带

叶片似宽带，梢部渐窄，一般长2~4米，宽20~30厘米。在海底生长的海带较小，长1~2米，宽15~20厘米。

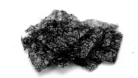

◎紫菜

紫菜外形简单，由盘状固着器、柄和叶片三部分组成。因其营养素含量比例的差异，呈现紫红、蓝绿、棕红、棕绿等色。

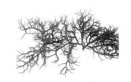

◎石花菜

藻体肥厚多肉，紫红色，软骨质，分枝不规则。基部具一圆盘状的固着器，上生少许纤维状根。

## 海藻选购

◎海带是我们日常接触较多的海藻类产品，那么，如何挑选干海带呢？

❶**观外形**：品质良好的干海带形体完整，叶片厚实。如果海带上有小孔洞或大面积的破损，说明有被虫蛀或者是发霉变质的情况。海带表面应有一层白色的粉末，如果没有或者是很少，说明是陈年旧货。

❷**看颜色**：褐绿色或者土黄色的海带是比较正常的颜色；墨绿色的海带是鲜海带经过烫煮后颜色变绿，再经过加工而成的，一般用作凉拌菜；而翠绿色的海带可能是经过添加色素浸泡而成的。

❸**闻味道**：没经过漂染的海带，海鲜的味道比较浓郁；经过漂染处理过的海带，海鲜的味道就有所减少。

❹**试黏度**：褐绿色的海带应挑选黏性大的。

## 海藻储存

◎将一时吃不完的海带沥干水，每几张铺在一起卷成卷，放在保鲜膜上卷起来，放冰箱中冷冻保存，吃的时候只要拿出一卷化冻就可以直接食用了。此法可保存3天，但口感度和营养会有所下降，所以还是建议即泡即烹即食。

## 海藻清洗

◎鲜海带直接用清水清洗即可，若是干货，则需浸泡，洗去杂质的同时减少盐分含量。在这里介绍两种简单的清洗方法。

◎淘米水清洗法

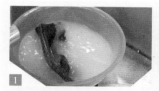
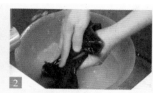
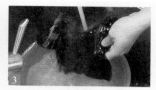

将海带放进淘米水中，浸泡15分钟左右。

用手揉搓清洗海带。

将海带放在流水下冲洗干净，沥干水分即可。

◎毛刷清洗法

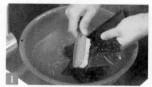
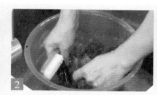
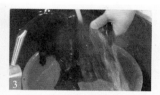

将泡发好的海带放入水盆中，用软毛刷轻轻刷洗。

把刷过的海带涮洗一下。

再将海带冲洗干净，沥干水分即可。

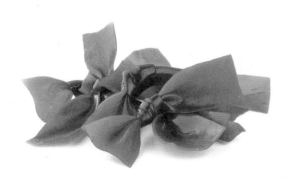

◎海带经过刀工处理后，容易烹饪入味，夹取食用也方便。常见的改刀方法有打海带结、切菱形片、切条、切丝等。

◎打海带结

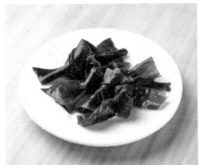
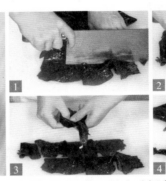
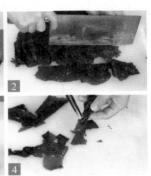

①取洗净的海带平铺在砧板上，切长块状。
②将适量的海带切成均匀的长块状。
③用手将海带块拧成螺旋状，在中间打结。
④将海带结拉紧，用剪刀将两端修剪整齐即可。

◎切菱形片

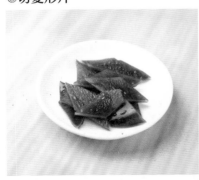
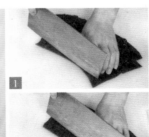
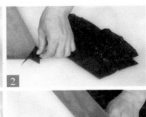
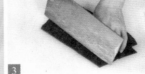
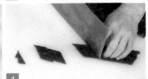

①取一块洗净的海带，在边缘划一刀。
②将切出的多余海带边角去除，把海带切条状。
③将适量的海带切成同样宽度的条状。
④将海带条摆放整齐，斜刀切成菱形片即可。

## ◎切条

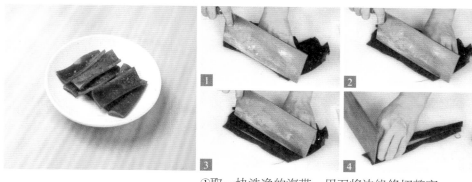

①取一块洗净的海带，用刀将边缘修切整齐。
②切宽度适中的长条状。
③不要一次切下过多的长条，以免后面不便操作。
④将多个海带条摆放整齐，将一端修整齐即可。

## ◎切丝

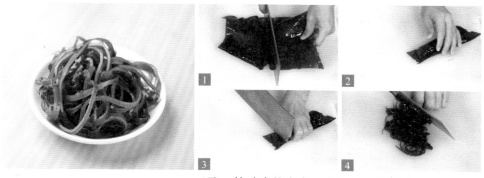

①取一块洗净的海带，从中间对半切开。
②取其中的一半，卷起来，卷成筒状。
③将海带卷的一端切整齐。
④直刀从海带卷的边缘开始切，展开即成细丝，将整块海带全部切成细丝。

# 章鱼

*Zhangyu*

● 食用量 ●
每次30~50克

| 盛产季节 |
|---|
| 1月 2月 3月 4月 5月 6月 7月 8月 9月 10月 11月 12月 |
| 3~5月，9~11月 |

『别名』

八爪鱼、真蛸、
石居、死牛

『性味归经』

性平，味甘、咸，
归肝、脾、肾经

『章鱼简介』 章鱼有八只像带子一样长的脚，弯弯曲曲地漂浮在水中，不仅能连续往外喷射墨汁，还能改变自身颜色和构造。

『营养成分』 含丰富的蛋白质，脂肪，糖类，钙、磷、铁、锌、硒，以及维生素E、B族维生素等。

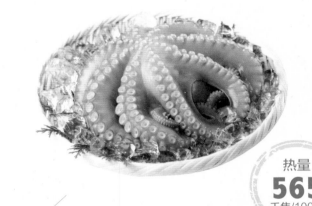

热量
**565**
千焦/100克

## 认识章鱼

### 食材功效

❶章鱼富含牛磺酸，能调节血压，适用于高血压、动脉硬化、脑血栓、痈疽肿毒等病症的食疗。

❷章鱼有增强男子性功能的作用，因为章鱼精氨酸含量较高，而精氨酸是精子形成的必要成分。

❸章鱼性平，味甘、咸，具有补气养血、收敛生肌的作用，是女性产后补虚、生乳、催乳的滋补佳品。

## 适合人群

一般人群均可食用。有荨麻疹、过敏史的人及癌症患者忌食章鱼。

## 烹饪指南

❶烹调章鱼时应掌握好时间，不应蒸煮过久，否则影响口感。

❷章鱼肉嫩无骨刺，凉性大，所以建议烹制时加姜。

## 美味菜肴

『辣炒章鱼』

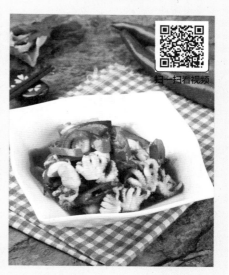

扫一扫看视频

---

### 实用小偏方

❶章鱼肉100克，花生米50克，大枣5枚，同煮汤食用，有补益气血的作用。

❷章鱼肉用油、盐、姜、醋炒熟食用，亦有补益气血的作用。

❸章鱼100克，猪前蹄1对，花生米50克，同煮汤食用，可治妇女产后乳少或无乳。

❹章鱼捣烂，调少量冰片敷患处，可治痈疽肿毒。

## 章鱼的种类

◎蓝环章鱼

是一种很小的章鱼，它的体形只有高尔夫球大小，体表为黄褐色，容易隐身于周边环境中。

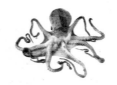

◎真蛸

全体褐色，头部短小，眼发达，眼周常生有小形的刺状突起。头顶中央有口，周围被有口膜。

◎短蛸

一种小型章鱼，一般体长15～27厘米。胴部卵圆形或球形。背面粒状突起密集。

## 章鱼选购

◎新鲜的活章鱼在市场上不多见，它的选购，要从外形、色泽、气味、软硬四个方面来进行。

❶观外形：新鲜的章鱼肢体完整，身体无残缺，体表无斑块。

❷看色泽：要注意它的皮肤是否光亮，皮肤呈现混浊黯淡的颜色则不新鲜。

❸闻气味：品质良好的章鱼无异味。

❹摸软硬：用手轻轻按压，新鲜的章鱼有弹性。

## 章鱼储存

◎将章鱼的内脏、皮膜清除，用水冲洗干净，并擦干水分，用保鲜膜包覆，放入冰箱中冷藏，可保存3～5天。

## 章鱼清洗

◎先用开水烫一下，去膜。然后剖开章鱼的身子，将内部向外翻开，去除眼睛、牙齿、内脏，以免影响菜品的口感和气味。